Faculté de Médecine et de Pharmacie de Lyon

ANNÉE SCOLAIRE 1901-1902. — N° 51

VAMPIRISME

NÉCROPHILIE, NÉCROSADISME, NÉCROPHAGIE

THÈSE

PRÉSENTÉE

A LA FACULTÉ DE MÉDECINE ET DE PHARMACIE DE LYON

Et soutenue publiquement le lundi 23 décembre 1901

POUR OBTENIR LE GRADE DE DOCTEUR EN MÉDECINE

PAR

Alexis ÉPAULARD

Élève de l'École du Service de santé militaire
Né à Guise (Aisne), le 20 novembre 1878

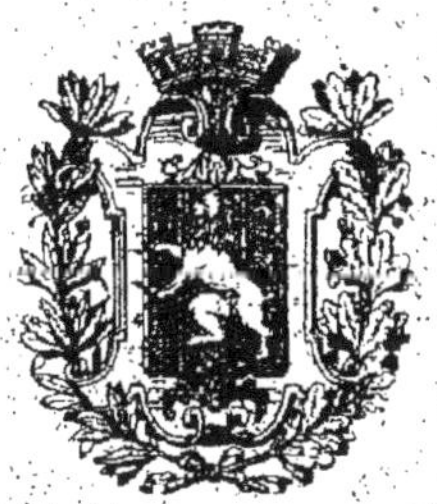

LYON

A. STORCK & Cie, IMPRIMEURS-ÉDITEURS

8, rue de la Méditerranée

—

1901

Faculté de Médecine et de Pharmacie de Lyon

ANNÉE SCOLAIRE 1901-1902. — N° 51

VAMPIRISME

NÉCROPHILIE, NÉCROSADISME, NÉCROPHAGIE

THESE

PRÉSENTÉE

A LA FACULTÉ DE MÉDECINE ET DE PHARMACIE DE LYON

Et soutenue publiquement le lundi 23 décembre 1901

POUR OBTENIR LE GRADE DE DOCTEUR EN MÉDECINE

PAR

Alexis ÉPAULARD

Élève de l'École du Service de santé militaire
Né à Guise (Aisne), le 20 novembre 1878

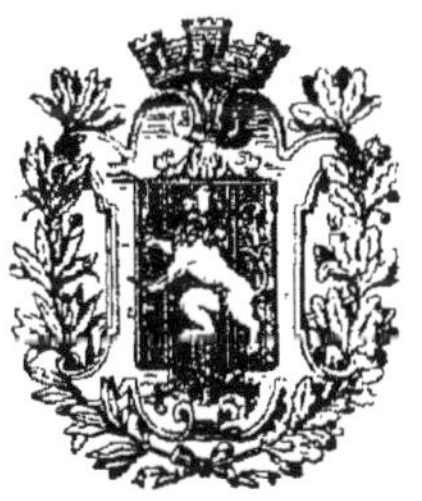

LYON

A. STORCK & Cie, IMPRIMEURS-ÉDITEURS

8, rue de la Méditerranée

—

1901

PERSONNEL DE LA FACULTE

MM. LORTET . . . . Doyen.
LACASSAGNE . . . . Assesseur.
CROLAS . . . . Questeur.

Professeurs honoraires
MM. PAULET, CHAUVEAU.

Professeurs

MM.

Cliniques médicales	LÉPINE. BONDET. BARD.
Cliniques chirurgicales	PONCET. X.
Clinique obstétricale et Accouchements	FOCHIER.
Clinique ophtalmologique	GAYET.
Clinique des maladies cutanées et syphilitiques . .	GAILLETON.
Clinique des maladies mentales	PIERRET.
Clinique des maladies des enfants.	WEILL.
Physique médicale.	MONOYER.
Chimie médicale et pharmaceutique	HUGOUNENQ.
Chimie organique et Toxicologie	CAZENEUVE.
Matière médicale et Botanique	FLORENCE.
Parasitologie.	LORTET.
Anatomie.	TESTUT.
Anatomie générale et Histologie	RENAUT.
Physiologie	MORAT.
Pathologie interne.	TEISSIER.
Pathologie externe.	AUGAGNEUR.
Pathologie et Thérapeutique générales	MAYET.
Anatomie pathologique	TRIPIER.
Médecine opératoire	POLLOSSON (Maurice).
Médecine expérimentale et comparée.	ARLOING.
Médecine légale.	LACASSAGNE
Hygiène	COURMONT (J.).
Thérapeutique	SOULIER.
Pharmacologie	CROLAS

Professeur adjoint
Clinique des maladies des femmes . . . . M. LAROYENNE.

Chargés de cours complémentaires

Maladies des voies urinaires	MM. CHANDELUX, agrégé
Maladies des oreilles, du nez et du larynx . . .	LANNOIS. —
Propédeutique médicale.	ROQUE. —
Propédeutique chirurgicale.	GANGOLPHE. —
Propédeutique de gynécologie.	CONDAMIN, —
Anatomie pathologique	DEVIC, —
Physiologie.	DOYON, —
Accouchements	FABRE, —
Botanique	BEAUVISAGE, —
Hydrologie et matières alimentaires.	CAUSSE, docteur ès sciences

Agrégés

MM.	MM.	MM.	MM.
BEAUVISAGE	VALLAS	NOVÉ-JOSSERAND	CHATIN
ROUX	SIRAUD	BÉRARD	VILLARD
COLLET	DURAND	SAMBUC	TIXIER
BOYER	PIC	BORDIER	FABRE
BARRAL	PAVIOT	COURMONT (P.)	REGAUD
MOREAU			

M. *BEAUDUN*, Secrétaire.

EXAMINATEURS DE LA THÈSE

MM. LACASSAGNE, président ; WEILL, assesseur ;
MM. BOYER et CHATIN, agrégés.

A MES PARENTS

A MON AMI GABRIEL ROUCHÈS

A MON MAITRE PAUL MOLBERT

A MON PRÉSIDENT DE THÈSE

M. le Professeur LACASSAGNE

Professeur de médecine légale à la Faculté
Officier de la Légion d'honneur

A M. LE PROFESSEUR MORAT

Professeur de physiologie à la Faculté de médecine de Lyon

A M. LE PROFESSEUR WEILL

Professeur de clinique des maladies infantiles
à la Faculté de médecine de Lyon

INTRODUCTION

En fin septembre 1901, l'attention publique fut attirée
par la nouvelle de crimes extraordinaires. Un nommé
Ardisson, dans un village provençal, avait exhumé des
cadavres de femmes au cimetière pour assouvir des désirs
lubriques. On se rappela que le cas de ce *vampire* n'était
pas isolé et qu'en 1849 une retentissante affaire, celle du
sergent Bertrand, avait mis des faits semblables en
lumière.

Les ouvrages médicaux qui s'occupent de perversion
sexuelle sont brefs sur l'étrange aberration qui peut
pousser des hommes à profaner ainsi des cadavres.

Mon maître M. le professeur Lacassagne a pensé qu'il
pouvait y avoir dans cet ordre de faits des considérations
importantes à tirer au point de vue de la psychiâtrie et
de l'anthropologie criminelle.

Il a bien voulu nous confier l'étude de cette délicate
question. La tâche était ardue pour notre inexpérience.
Nous tenons à nous excuser des lacunes et des erreurs
contenues dans ce travail. Elles sont inhérentes à un
premier essai.

A. ÉPAULARD.

La profanation des cadavres a reçu le nom de vampirisme. Nous jetterons un coup d'œil sur le vampirisme en général pour nous occuper tout spécialement des profanations qui reconnaissent pour origine la satisfaction des besoins sexuels, c'est-à-dire la Nécrophilie et le Nécrosadisme. Après avoir classé les quelques observations que nous possédons nous en présenterons la synthèse et nous tenterons d'en tirer les conséquences médico-légales que de tels faits peuvent dicter.

CHAPITRE PREMIER

LE VAMPIRISME

———

L'homme a toujours eu pour ses morts du respect et de
la crainte. Et cela s'est traduit jusqu'à nos jours par
toutes les religions et toutes les pratiques.

Dès l'enfance de l'humanité, l'esprit humain se refusa à
croire définitivement absents ceux que la mort avait pris.
Il en est encore ainsi, car depuis des milliers d'années,
malgré la marche en avant de l'élite, la masse est restée
avec les mêmes instincts et les mêmes croyances.

MM. Lacassagne et P. Dubuisson, dans l'article Cré-
mation, du dictionnaire Dechambre, ont très bien mis en
lumière la genèse des coutumes funéraires à travers les
âges. Comme ils l'ont expliqué, le désir des hommes fut
de conserver les morts, et la pratique de l'incinération
par exemple fut dans le principe une nécessité d'hygiène
sociale, les victimes des guerres étant trop nombreuses
pour être ensevelies.

La tombe est comme la caverne de l'homme préhistorique, le dolmen du chef gaulois, la pyramide du pharaon, la *dernière demeure*. Toutes les religions ont sacré cette demeure. L'exhumation est donc une violation.

Quant au cadavre, par la force des croyances ataviques, il possède encore pour nous une sorte d'existence. Et nul de nous ne manque de se découvrir sur le passage d'un enterrement pour le dernier adieu à celui qui n'est plus.

Profaner un cadavre, quelle qu'en soit la raison, est chose immorale. Aussi la loi, sans être sévère pour ceux qui commettent de tels actes, considère comme violation même des faits de minime importance : elle punit par exemple le fossoyeur qui, pour faire entrer dans le cercueil un corps trop grand, donne sur quelque partie de ce corps un coup de bêche.

Les vraies et graves profanations, de véritables crimes, reconnaissent pour mobile les grandes forces impulsives qui font agir l'être humain. Je nommerai cela *vampirisme*, quitte à expliquer par la suite l'origine de cette appellation.

L'instinct sexuel, le plus perturbateur de tous les instincts, doit être cité en première ligne comme l'un des facteurs les plus importants du vampirisme.

La faim, besoin fondamental de tout être vivant, aboutit dans quelques circonstances à des actes de vampirisme. On pourrait citer maint naufrage et maint siège célèbre où la nécessité fit loi. Le cannibalisme de bien des tribus sauvages n'a pas d'autre origine que la faim à satisfaire.

Chez l'homme se développe énormément l'instinct de propriété. D'où le travail, d'où, chez certains, le vol. Nous venons de voir que la coutume de tous les temps fut d'orner les morts de ce qu'ils aimaient à posséder. Les voleurs n'ont pas hésité à dépouiller les cadavres. Ainsi, semblables au Thénardier des *Misérables*, d'abjects pillards suivent les armées dans les guerres, escomptant les ravages des combats.

Les parlements et les tribunaux eurent assez souvent à châtier des voleurs sacrilèges. Les recueils d'arrêts nous fournissent les citations suivantes :

En 1664, Jean Thomas était roué pour avoir exhumé une femme et lui avoir volé ses bijoux ; en 1572, le fossoyeur Jean Regnault était condamné aux galères pour avoir de la même façon dérobé des bijoux et des suaires ; en 1823, Pierre Renaud passait devant le tribunal de Riom pour avoir dépouillé une morte après exhumation ; il y a quelques années, la police capturait à Paris la « bande de la rue Mercadier » : sept individus à l'affût des enterrements riches avaient réusssi à voler plus de 300.000 francs de bijoux ; enfin Ravachol viola sans résultat la sépulture de Mme de Rochetaillée.

Un fait plus extraordinaire qui n'a guère de chance de se reproduire aujourd'hui, c'est la condamnation que, le 12 juillet 1663, le parlement de Paris prononça contre le fils du fossoyeur du cimetière Saint-Sulpice. Ce dernier avait déterré des cadavres et les avait vendus à des médecins.

En Angleterre, les fossoyeurs qui vendaient les cadavres aux médecins furent si nombreux qu'on les nomma résurrectionistes.

Autant que des besoins organiques, l'homme a des besoins psychiques. Et nous voyons l'esprit humain évoluer suivant la marche qu'Auguste Comte indiqua, des religions primitives jusqu'à la science moderne.

Science, religion, superstition aménèrent à des mutilations de cadavre.

Il ne viendrait à la pensée de personne aujourd'hui de considérer comme immorales des recherches scientifiques pratiquées sur des corps privés de vie. Il n'en fut pas toujours ainsi. Au XVIIe siècle encore, on n'accordait à la Faculté de Paris qu'*un* cadavre par an, et le célèbre Mauriceau fut inquiété pour s'être frauduleusement procuré des sujets anatomiques et en avoir pratiqué la dissection.

Les profanations d'origine religieuse se retrouvent dans la plupart des religions primitives où l'esprit du mal est adoré. Le cannibalisme des tribus sauvages prend le plus souvent un caractère religieux. Un roman récent, bien documenté semble-t-il, vient nous remettre en mémoire des faits de cette nature dans l'Inde brahmanique (1).

Bien plus nombreuses encore sont les profanations dues à cet à-côté de la religion que sont les superstitions et les légendes. On a surtout cru les morts, dans une existence extra-terrestre présumée, bienveillants et protecteurs. Mais d'autres fois, ils ont passé pour maléfiques.

La légende des *vampires* est le meilleur exemple à citer. C'est une superstition d'origine slave qui se manifeste en Hongrie dès les premiers temps du moyen âge.

Du mot slave *Oupir*, les Allemands ont fait *Vampyr* et les Français *Vampire*. Le mot Oupir lui-même paraît se rattacher au mot turc septentrional Uber (sorcier).

---

(1) *Le Mystère de Kama*, par Jane DE LA VAUDÈRE. Société du Mercure de France, 1901.

On croyait que certains morts, la nuit, sortaient de leur tombe, entraient .chez les vivants, surtout dans leur famille. Ils profitaient du sommeil de ceux qu'ils trouvaient endormis pour leur sucer le sang. La victime ne sentait rien ou se réveillait en proie à la plus affreuse terreur, se croyant étouffée. Le vampire, repu, rentrait dans sa tombe. Si on le déterrait on le trouvait toujours frais, le sang rutilant et fluide. Quant à la victime, elle succombait en général dans les trois jours, à la suite d'une inexplicable langueur. Cette légende s'accrédita grâce au récit de quelques hystériques et sans doute à la bonne conservation de certains cadavres par des terrains d'une nature particulière. Elle fleurit jusqu'en plein XVIIIe siècle. La frayeur, la rage de représailles, fit déterrer, exorciser et mutiler horriblement les cadavres qu'on supposait vampires. Ces mutilations prirent le caractère d'une folie épidémique et reçurent le nom de *Vampirisme*.

Il subsiste encore de semblables légendes. Debay (1) prétend qu'en Grèce on croit toujours à l'existence de *Bronkokola* suceurs de sang, et Max-Simon (2), d'après l'auteur du *Voyage en Dalmatie*, parle des *Vukodlacks* de Walachie.

Le nom de vampire eut tant de retentissement qu'il s'appliqua par un de ces changements d'acception fréquents en linguistique, non plus aux morts qui venaient sucer le sang des vivants, mais aux hommes qui avaient fait acte de vampirisme, c'est-à-dire profané des cadavres.

---

(1) Debay : *Histoire des sciences occultes*, 1860.
(2) Max-Simon : *Crimes et délits dans la folie*, 1886.

Aussi lorsqu'en 1849, on apprit les crimes du sergent Bertrand, lui donna-t-on le surnom de vampire.

De même Ardisson fut appelé par les journaux le vampire du Muy.

C'est pourquoi j'ai englobé sous le terme de vampirisme toutes les profanations de cadavre, quelle que soit leur raison première.

CHAPITRE II

LE VAMPIRISME D'ORIGINE SEXUELLE

——

Comment un homme, mû par l'instinct sexuel, va-t-il profaner un cadavre ?

Il peut simplement, trouvant un corps à sa portée ou l'exhumant pratiquer sur lui le coït. Ce coït est normal ou anormal, sodomique par exemple. Il arrive qu'il n'y ait point cohabitation avec le cadavre, et que l'excitation provoquée par la vue ou par la manipulation du mort amène à la masturbation.

Ce genre de profanation peut prendre le nom de *Nécrophilie*. Le terme fut créé par Guislain, aliéniste belge du milieu du XIXᵉ siècle. Cet auteur faisait entrer les nécrophiles « dans la catégorie des aliénés destructeurs », voulant ainsi parler des profanateurs dont il va être question bientôt. Il m'a semblé toutefois qu'il valait mieux appliquer ce nom, à cause de son étymologie, aux *amants des morts*.

Si le nécrophile ne trouve point de cadavre, il en obtient un, quelquefois, par le meurtre. Cela est rare.

L'assouvissement du désir génital suit aussi un autre

genre de profanation, qui d'ailleurs est comme une déviation anormale de la première. La mutilation du cadavre suffit, chez certains hommes, à faire naître l'excitation sexuelle et même à la satisfaire.

Cette mutilation a été bien étudiée quand elle se produit sur des êtres vivants sous le nom de *sadisme* (1). Le meurtre produit parfois l'éréthisme sexuel. On le nomme alors *meurtre sadique*.

Je crois que la mutilation de cadavres est différente du sadisme vrai. Sur l'être vivant, le sadique cherche à obtenir la *douleur*. Le meurtrier sadique trouve une jouissance dans la réaction qu'est l'*agonie*. Le mutilateur de cadavres n'est poussé que par l'instinct de destruction. Aussi ai-je cru devoir proposer le terme de *Nécrosadisme* pour cette forme particulière d'aberration sexuelle.

Le nécrosadisme s'observe sous deux aspects: le *dépeçage*, et la *nécrophagie* qui complète parfois le dépeçage. J'entends par nécrophagie l'attaque du cadavre avec les dents, qu'il y ait simple mâchonnement, morsure, ou cannibalisme.

Si nous pouvons isoler ainsi nécrophilie, nécrosadisme, nécrophagie, leur association est fréquente, sans préjudice des autres perversions sexuelles qui s'y peuvent greffer.

Passons maintenant à l'exposé des faits, présentés sous forme d'observations.

---

(1) LACASSAGNE: *Vacher l'éventreur et les crimes sadiques*, 1899.

CHAPITRE III

NÉCROPHILIE

OBSERVATION I

La première observation de nécrophilie rapportée par Montaigne au livre III de ses *Essais*, est due à Hérodote (*Histoires* l. II, chap. LXXXIX). Cet historien dit : « Les épouses des notables d'Égypte, après leur mort, ne sont pas livrées immédiatement aux embaumeurs, surtout quand elles ont un renom de beauté. On attend trois ou quatre jours. Les Égyptiens font cela pour que les embaumeurs ne profanent point le corps de ces femmes. On dit que cette prohibition provint de ce qu'un embaumeur souilla le cadavre d'une femme récemment morte et qu'il fut dénoncé par son compagnon de travail. »

Il faut arriver jusqu'au *Praxis Rerum Criminalium* de Damhouder, à la fin du xvi⁰ siècle, pour trouver dans les textes une allusion aux faits de nécrophilie. Cet auteur dit avoir eu en mémoire des cas de nécrophilie : « *Casu incidit in memoriam execrandus ille libidinis ardor, quo quidam feminam cognoscunt mortuam.* »

Au moyen âge cependant, il dut se produire bien des faits de cette nature. Vampirisme, démonomanie, lycanthropie, étaient alors épidémiques (1).

(1) CALMEIL : *De la folie*, Paris, 1845.

Ce n'est même que d'à partir des dernières années du xviii° siècle que datent les toutes premières observations retrouvées jusqu'à présent.

OBSERVATION II

MICHÉA, *Union médicale*, 17 juillet 1849.

« En 1787, près de Dijon, à Cîteaux, un mien aïeul, qui était médecin de cette célèbre abbaye, sortait un jour du couvent pour aller voir, dans une cabane située au milieu des bois, la femme d'un bûcheron que la veille il avait trouvée mourante. Le mari, occupé à de rudes travaux, loin de sa cabane, se trouvait forcé d'abandonner sa femme qui n'avait ni enfants, ni parents, ni voisins autour d'elle. En ouvrant la porte du logis, mon grand-père fut frappé d'un spectacle monstrueux. Un moine quêteur accomplissait l'acte du coït sur le corps de la femme qui n'était plus qu'un cadavre. »

OBSERVATION III

LEGRAND DU SAULLE, *La folie devant les Tribunaux*.

« Peu d'années avant la révolution de 1789, un prêtre fut convaincu d'avoir assouvi sa passion brutale sur le cadavre encore chaud d'une femme auprès de laquelle il avait été placé pour réciter des prières. »
Cette observation paraît être une paraphrase de la précédente.

OBSERVATION IV

BRIERRE DE BOISMONT : *Gazette médicale*, 21 juillet 1849.

« Un homme fut arrêté dans une petite ville de province pour un crime auquel personne ne voulait croire et qui, cependant, fut prouvé aux débats.

« Il venait de mourir une jeune personne de seize ans qui appartenait à une des premières familles de la ville. Une partie de la nuit s'était écoulée lorsqu'on entendit dans la chambre de la morte le bruit d'un meuble qui tombait. La mère, dont l'appartement était voisin, s'empressa d'accourir. En entrant, elle aperçut un homme qui s'échappait en chemise du lit de sa fille. Son effroi lui fit pousser de grands cris qui réunirent autour d'elle toutes les personnes de la maison. On saisit l'inconnu qui ne répondait que confusément aux questions qu'on lui posait. La première pensée fut que c'était un voleur, mais son habillement, certains signes dirigèrent les recherches d'un autre côté et l'on reconnut bientôt que la jeune fille avait été déflorée et polluée plusieurs fois. L'instruction apprit que la garde avait été gagnée à prix d'argent; et bientôt d'autres révélations prouvèrent que ce malheureux, qui avait reçu une éducation distinguée, jouissait d'une très grande aisance et était lui-même d'une bonne famille, n'en était pas à son coup d'essai. Les débats montrèrent qu'il s'était glissé un assez grand nombre de fois dans le lit de jeunes filles mortes et s'y était livré à sa détestable passion. »

Cette observation n'a pu être ni confirmée, ni complétée. On ne la trouve ni dans la *Gazette des Tribunaux*, ni dans le *Recueil des causes célèbres* (Lunier).

OBSERVATION V

BAILLARGER, Rapport du Dr Bédor, de Troyes, *in Bulletins de l'Académie de médecine*, 1857.
MOREL : *Gazette hebdomadaire*, 1857.

Alexandre Siméon était un enfant trouvé, né en 1829, élevé par les soins des hospices de Troyes. Dès son âge le plus tendre, il fut bizarre de caractère, se signala par des accès de colère sans motif. A l'âge de dix ans, son père nourricier le ramena à l'hospice, disant que ce garçon avait la *cervelle dérangée*. C'était une sorte d'imbécile auquel on ne put jamais apprendre à lire. Néanmoins il fit très bien sa première communion, sans doute par *imitation automatique*, comme l'a pensé Bédor.

On le plaça chez des paysans pour garder le bétail : il fut capricieux, fantasque, indiscipliné. Il partait vagabonder dans les campagnes, se montrait d'une gloutonnerie insatiable, et, pour la satisfaire, entrait dans les chaumières des paysans et prenait ce qu'il trouvait à sa convenance.

Ramené à l'hospice, il s'évada plusieurs fois. De nouveau placé berger, il se montra maniaque par accès, mais infatigable au travail et extrêmement robuste.

On le réforma pour un vice de conformation du pied droit.

D'à partir de ce moment, Siméon fut gardé à l'hospice et envoyé aux travaux des champs. Il présentait une extraordinaire perversion du goût (malacie), qui le portait à manger de la craie, du charbon ou de la terre... Il n'éprouvait néanmoins aucun éloignement pour la nourriture. Il était au contraire si avide d'aliments et d'une gloutonnerie si insatiable, si malpropre, que les autres domestiques de la maison refusaient de prendre toute nourriture avec lui.

Sa salacité était révoltante : il se jetait sur les femmes pour les violer, si bien qu'à la suite d'une de ces tentatives sur une femme du bourg d'Eslissac, il fut définitivement interné à l'hospice.

Cependant, toute idée de moralité n'était pas éteinte chez Siméon. Il fut employé au milieu de femmes à la buanderie et resta respectueux avec elles. Mais « un attrait particulier l'attirait alors puissamment vers les plus sales garnitures des lits, vers le linge de corps imbibé de la dernière sueur, et surtout vers les draps dans lesquels une femme venait de mourir. Le malheureux fou se tenait aux aguets pour s'en emparer, ne serait-ce qu'un instant. Pour peu que les contaminations récentes, soit stercorales, menstruelles, leucorrhéiques ou d'une nature analogue, imprégnassent fortement les tissus qu'il saisissait d'une main furtive, on le voyait, lorsqu'on ne l'en empêchait pas aussitôt, se délecter à en aspirer l'odeur, vouloir s'envelopper dans les replis de ces draps contaminés. »

De plus, Siméon, trompant la surveillance, s'introduisait dans la salle des morts quand il savait que le corps d'une femme venait d'y être déposé. Là, il se livrait aux plus indignes profanations.

Il se vanta publiquement de ces faits dont il ne paraissait point comprendre la gravité. D'abord on ne put y croire, mais appelé devant le directeur, Siméon raconta ce qui se passait de manière à lever tous les doutes.

On prit dès ce moment toutes les mesures pour mettre cet homme dans l'impossibilité de renouveler les profanations qu'on venait de découvrir. Mais cet idiot, si privé d'intelligence pour toutes choses, déploya dans ce cas un instinct de ruse qui le fit triompher de tous les obstacles. Il avait dérobé une clef de la salle des morts et les profanations de cadavre purent ainsi continuer pendant longtemps.

Il fallut enfin reconnaître l'inutilité des mesures employées jusque-là pour prévenir le retour d'actes aussi odieux, et Siméon fut envoyé à l'asile d'aliénés de Saint-Dizier.

OBSERVATION VI

MOREL, *Gazette hebdomadaire de médecine et de chirurgie,*
13 mars 1857, page 187.

Morel certifie l'authenticité du fait suivant :

« Un acte semblable à celui de Siméon a été commis à la suite d'un pari monstrueux, par un élève d'une école secondaire de médecine, en présence de ses camarades. Il est bon d'ajouter que cet individu, quelques années plus tard, est mort aliéné. »

OBSERVATION VII

MOREAU, de Tours : Aberrations du sens génésique, 1880, d'après
le journal l'*Événement*, 26 avril 1875.

« La femme de P..., apprêteur de faux-cols, rue Chaudron, était morte. On devait l'enterrer mardi matin. Un ami du mari, nommé L..., demeurant dans la même rue, lui proposa de veiller près de la morte pendant une des absences qu'il était obligé de faire pour les dernières formalités. Le mari accepta et L... s'installa au chevet de la morte avec son fils, un jeune homme de dix-sept ans.

« Il était 10 heures du soir. L..., renvoya son fils et resta seul avec la morte, le mari ne revenant pas. Alors une idée incompréhensible, hors nature, passa par l'esprit du veilleur de la morte. Il souffla les bougies allumées près du lit, et ce cadavre glacé, raidi, déjà en décomposition, fut la proie de ce vampire sans nom. Pendant ce temps, le mari revenait. Étonné de ne pas voir de lumière chez lui, il appelle son ami L... La voix brisée de celui-ci répond au bout de quelques instants. Il se trouble, il est pâle, il est horriblement défait : tel il paraît à la lueur d'une lumière qu'on a rallumée et son premier mouvement est la fuite.

« Mais le mari a vu le cadavre dérangé, le lit en désordre. Fou de douleur, n'osant deviner cette profanation, il saute à la gorge du coupable, il appelle. Il prend même un couteau, et sans l'intervention des voisins, justice serait bientôt faite.

« Dans ce désordre, L..., parvint à se sauver. M. le Dʳ Pousson appelé, constata scientifiquement le sacrilège. Sur son attestation et la plainte du mari, M. le Procureur général fit remettre l'inhumation au lendemain et l'enquête fut faite.

« Le sieur L..., fut arrêté dans son atelier, rue Quincampoix. Cet homme est marié, père de six enfants. A quel délire a-t-il obéi ? »

Je n'ai pu, à mon grand regret, retrouver les traces de cette affaire qui me paraît avoir été étouffée par la suite; le fait qu'elle n'a été reproduite que par la presse la rend du reste sujette à caution.

OBSERVATION VIII

Albert Bataille : *Les causes criminelles et mondaines*, 1886.

Henri Blot est fils d'un père épileptique. Il fut très difficile à élever et fut successivement groom au ministère des finances, apprenti serrurier, apprenti marbrier.

Il s'engagea à dix-huit ans et partit en Afrique. Là, il se mit à boire de l'absinthe. Il fut cassé pour ivresse du grade de caporal. De retour en France, il continua à boire de l'absinthe. On l'embaucha comme fossoyeur au cimetière de Saint-Ouen. Il resta quinze mois dans cet emploi puis fut révoqué. On remarqua alors au cimetière qu'on retrouvait les cercueils disloqués. Ce fait fut attribué à l'humidité. Après la révocation de Blot, il ne se serait pas reproduit.

Blot était en proie à cette époque à de violentes crises d'épilepsie.

En 1884 il se marie par amour avec une jeune fille de dix-sept ans. Les six premières semaines de cette union sont heureuses, mais bientôt Blot se remet à boire de l'absinthe et devient d'une brutalité révoltante. Il bat sa femme à coups de pied et à coups de poing, pour le plaisir de battre, semble-t-il. Pendant sa grossesse il la brutalise abominablement pour la faire avorter. Enfin il est d'une grande bestialité dans ses rapports conjugaux. Aussi sa femme le quitte-t-elle pour se réfugier chez sa mère.

Le 25 mars 1886, dans la soirée, entre 11 heures et minuit, Blot escalade une petite porte donnant dans le cimetière Saint-Ouen, se dirige vers la fosse commune, enlève la cloison qui retient la terre sur la dernière bière de la rangée. Une croix piquée au-dessus de la fosse lui apprend que le cercueil est le corps d'une jeune femme de dix-huit ans, Fernande Méry, dite Carmanio, figurante de théâtre, enterrée la veille.

Il déplace la bière, l'ouvre, retire le corps de la jeune fille qu'il emporte à l'extrémité de la tranchée, sur le remblai. Là, il pose, par précaution, ses genoux sur des feuilles de papier blanc enlevées à des bouquets et pratique le coït sur le cadavre. Ensuite, il s'endort probablement, et ne se réveille que pour sortir du cimetière assez à temps pour ne pas être vu, mais trop tard pour replacer le corps .

A la suite de la découverte de cette violation de sépulture, un auto-accusateur, Duhamel, se dénonce par une lettre et donne tellement de détails qu'on le croit coupable et qu'on l'incacère à Mazas, pendant quelques mois, non sans s'apercevoir de ses troubles mentaux qui font le sujet d'un rapport des D⁰ˢ Motet et Garnier.

Le 12 juin, Blot boit beaucoup. Après la sortie des brasseries, il se rend au cimetière, franchit le mur d'enceinte, va de nouveau vers la fosse commune. Il descend dans le fond, enlève les planches qui tiennent le dernier cercueil inhumé, ouvre le couvercle sans outils et trouve le cadavre d'une enfant d'un an, Pauline Chaillet, morte de variole confluente et enterrée la veille. Il emporte le cadavre dans une petite maison abandonnée du vieux cimetière où l'on range les outils des fossoyeurs. Il connaît parfaitement cette maisonnette que son père a longtemps habitée. Il pénètre par la fenêtre, pose le cadavre sur le plancher, le souille, puis s'endort jusqu'à sept heures du matin. A son réveil, il voit une clef intérieure, et cherche à ouvrir avec elle la porte d'entrée. A ce moment, il aperçoit les gardiens et s'enfuit par la fenêtre. Les gardiens de ronde avaient trouvé le cercueil exhumé, ils poursuivent le fuyard et l'arrêtent.

A l'interrogatoire, Blot avoue être l'auteur de la profanation du cadavre de Fernande Méry. Au juge qui lui montre l'horreur de ses actes, il répond en souriant : « *Que voulez-vous, chacun a ses passions. Moi le cadavre, c'est la mienne!* »

Blot comparaît le 27 août 1886 devant la 11ᵉ Chambre correctionnelle. Outre son acte de vampirisme, on lui reproche d'avoir au mois de janvier, assailli et violemment frappé un terrassier. Pour ce dernier délit et ses profanations, il est condamné à deux ans de prison.

Le chroniqueur judiciaire nous le représente sous les trait d' « un assez joli garçon de vingt-six ans, à figure un peu blême. Ses cheveux sont ramenés sur le front, à la chien. Il porte à la lèvre supérieure une fine moustache soigneusement effilée. Ses yeux, profondément noirs, enfoncés dans l'orbite, sont clignotants. Il a quelque chose de félin dans l'ensemble de la physionomie; quelque chose aussi de l'oiseau de nuit (?) Blot est vêtu d'un pantalon gris et d'une longue blouse blanche ».

Le Dr Motet conclut sa déposition en ces termes :

« L'examen de l'état mental de Blot, depuis son arrestation, me permet d'affirmer que cet homme, quelles que soient les imperfections dues à son hérédité morbide, *n'est pas un aliéné*, et qu'à l'heure présente, rien ne justifierait son placement dans un asile. Le demander comme mesure préventive ne nous est pas permis. Ce serait supprimer toute responsabilité chez un homme qui peut, s'il le veut énergiquement, se corriger de toutes ses habitudes d'intempérance. En conséquence, je suis d'avis que s'il est juste de tenir compte des antécédents pathologiques de Blot, dans l'appréciation du degré de responsabilité au point de vue pénal qui lui incombe, il n'est pas moins juste, dans un intérêt de défense sociale, de réprimer des actes commis sous l'influence de l'ivresse manifestement volontaire. »

OBSERVATION IX

Communication orale du Dr Tibérius

Un étudiant en médecine, à Athènes, s'introduisit de nuit, il y a sept ans environ, dans un amphithéâtre où reposait le corps d'une actrice très belle qui venait de mourir. Il assouvit ses désirs sur le cadavre de cette femme pour laquelle il avait conçu, paraît-il, un amour insensé.

Les renseignements que j'ai demandés à Athènes ne m'étant point parvenus par suite des troubles récents survenus dans cette capitale, je n'ai pu à mon grand regret compléter cette très intéressante observation.

De patientes recherches permettraient de découvrir en Orient bien des faits de nécrophilie.

A ce propos, je crois utile de signaler une particularité du rite orthodoxe qui permet certains actes tout à fait voisins de la nécrophilie. Dans les funérailles, le mort est laissé à découvert. On l'orne de ses plus beaux habits. Qu'il s'agisse d'une jeune fille non mariée, on lui fait revêtir une robe d'épouse, qu'il s'agisse d'une veuve, on lui met un costume de deuil. Le cortège funèbre passe à travers les rues et la foule peut voir le mort. A l'issue de la cérémonie religieuse dans l'église, les parents et les amis du défunt sont invités au dernier baiser.

Aux obsèques des jeunes femmes, il n'est point rare que des personnes étrangères se mêlent au groupe des parents et des amis. Ainsi, des amants évincés donnent par ce subterfuge un baiser à celles qu'ils aimèrent.

Une telle coutume paraît éminemment propre à développer la nécrophilie. Parmi ses embrasseurs de mortes, il doit se trouver non seulement des amants malheureux, mais de véritables nécrophiles.

En Turquie, dans les endroits où les cimetières sont mal gardés, on a souvent vu, paraît-il, d'abjects individus, la lie du peuple, contenter sur des cadavres qu'ils exhumaient leurs désirs sexuels.

OBSERVATION X (personnelle)

L'étude que je donne du cas récent du vampire du Muy est le fruit de mes recherches personnelles. Des renseignements ultérieurs viendront peut-être infirmer quelques-unes de mes assertions. J'ai cherché à les rendre aussi exactes qu'il était possible. En cela j'ai été aidé par bien des personnes que j'ai à cœur de remercier ici. Magistrats et médecins de Draguignan, en considération de l'œuvre purement scientifique que j'avais entreprise, ont bien voulu contribuer à rendre mon travail à peu près complet et m'ont facilité l'accès de la maison d'arrêt où Ardisson est détenu.

Victor-Antoine Ardisson est né au Muy (Var), le 5 septembre 1872. Sa mère, Élisabeth-Apollonie Porre, l'eut d'un homme qu'on n'a pu retrouver. Étant enceinte elle se maria avec Honoré Ardisson. Ce dernier reconnut l'enfant de sa femme.

Ardisson étant fils de père inconnu, son hérédité de ce côté est complètement ignorée.

Sa mère est âgée maintenant de soixante ans. C'est une débauchée et une violente. Alors que son fils était jeune, elle lui donna un très violent coup de bâton sur la tête d'où pourrait provenir, d'après Honoré Ardisson, le déséquilibre mental actuel de son fils d'adoption. Cette femme quitta le domicile conjugal peu d'années après son mariage. Elle vit encore maritalement à Hyères.

Le grand-père de Victor Ardisson, Antoine Porre, était sournois et parfois excentrique. La sœur de cet homme s'adonnait à la boisson. Elle eut six enfants dont trois se suicidèrent : une quatrième tenta deux fois de se suicider et la cinquième paraît atteinte de démence sénile.

On ne peut retrouver que ces particularités dans l'hérédité mentale d'Ardisson. Mais il faut tenir grand compte du rôle qu'eut sur lui son père putatif, en compagnie constante duquel il a vécu pendant vingt-huit ans. Nous verrons que Victor Ardisson est un *débile mental*. Or, et le fait est bien connu en pathologie mentale, les débiles mentaux sont des imitateurs : Victor Ardisson a dû calquer Honoré Ardisson. Cet homme avait très mauvaise réputation au Muy. Il vivait d'expédients et de rapines. Déjà, pendant son service militaire, il avait été condamné à huit et quinze jours de prison pour vol. Sa femme étant partie de chez lui par suite des mauvais traitements qu'il lui infligeait, il ramassa sur les routes du pays les mendiantes, les pauvres épaves qui se traînent de village en village à la recherche d'un morceau de pain, et moyennant quelque nourriture, il fit de ces femmes ses compagnes momentanées. Il vivait dans ces conditions avec la femme Robini lorsque Victor Ardisson fut arrêté. Enfin Honoré Ardisson avait une hérédité très chargée : son grand-père fut condamné aux travaux forcés; il faisait partie d'une bande qui détroussait les voyageurs. La sœur de son père donna des signes évidents de folie, et le fils de cette femme, Martinien Ardisson, fut interné à l'asile d'aliénés de Pierrefeu (Var), pour avoir, le 11 novembre 1900, tué le nommé Bellini, au Muy.

Dans quelles conditions vécut Victor Ardisson sous cette tutelle ? Les renseignements sont peu précis, faute de souvenirs nets. Victor Ardisson ne fut jamais malade ; il ne se rappelle même pas avoir eu de malaises. Il n'eut ni convulsions, ni incontinence nocturne d'urine. Sa puberté elle-même ne fut marquée d'aucun trouble notable. L'enfant fut envoyé à l'école. Il était assez appliqué, mais faisait l'école buissonnière. Il apprit à lire, un peu à écrire et fut sorti de classe encore tout jeune. Son maître n'était pas trop mécontent de lui, mais Victor était la risée de ses camarades qui l'avaient surnommé *Nigno*, c'est-à-dire, nigaud, surnom qu'il garda. On le tenait à l'écart comme simple d'esprit et sournois.

Ce n'est qu'à la puberté qu'Ardisson eut ses premiers penchants sexuels. Il se masturba « quand l'envie l'en prenait » mais sans excès semble-t-il.

Il a peu bu. Ses moyens ne le lui permettaient guère, et comme il fuyait la compagnie, les occasions étaient rares. Il lui est cependant arrivé assez souvent de s'enivrer.

C'est dans les manifestations génitales que nous trouvons la preuve absolue de la débilité mentale dont cet homme est atteint. Ainsi il ne se rappelle pas le premier coït normal qu'il ait pratiqué, et lorsqu'on lui demande l'acte génésique qu'il préférait, il répond invariablement : « Ça m'est égal. »

La masturbation revêt chez lui un caractère particulier : Ardisson boit son sperme. Quand je lui ai demandé la raison de cet acte immonde, il m'a répondu : « C'est dommage de laisser perdre ça. »

Il courait après les filles du Muy. Quelquefois il leur adressait la parole et leur demandait le mariage. Elles refusaient en riant. Cela l'étonnait fort car il ne se trouvait pas vilain garçon. Alors il se retirait sans être autrement fâché. On a raconté qu'il aurait assailli une fillette sur le bord de l'Argens et qu'il l'aurait violée si l'on n'était accouru aux cris de l'enfant. Cette agression demande à être confirmée.

Quand les filles qu'il suivait allaient uriner, il se précipitait, se mettait à genoux à la place qu'elles venaient de quitter et léchait leur urine en se masturbant. Il ne se cachait pas. « A quoi bon, dit-il, je ne faisais pas de mal ? »

Dans le village, il était connu pour un dépravé. Aussi le dimanche surtout, gagnait-il quelque argent au métier de *fellator*, moyennant cinq ou dix sous par séance.

Il n'a jamais commis d'acte de pédérastie ni de sodomie autre que celui-là, il a toujours ignoré la bestialité. Il prétend n'avoir pas même songé à ces choses, « du moins, je ne me le rappelle pas », ajoute-t-il.

Il connut le coït normal grâce aux mendiantes qu'amenait à la maison Honoré Ardisson. Ils couchaient trois au premier étage sur le même tas de paille, la femme entre les deux. Le père parti, Victor forniquait si la femme toutefois y consentait : Honoré Ardisson se levait en effet vers trois ou quatre heures du matin.

Quand Victor Ardisson fut soldat en Corse, il eut une maîtresse qui s'appelait Marie et possédait une opulente poitrine.

Ce dernier détail est important, car toutes les fois que Victor Ardisson eut en sa possession une femme, vivante ou morte, il pratiqua d'abord la succion des seins. Le premier fait de vampirisme qu'il ait commis a été accompli dans le but de voir la gorge d'une jeune fille qu'il connaissait comme bien douée de ce côté. On trouve donc chez cet homme le fétichisme des seins.

La succion mammaire n'est pas la seule que pratiquait Ardisson. A toutes les femmes, vivantes et mortes, notamment aux miséreuses qu'il trouvait dans le lit de son père, il fit la succion clitoridienne.

Voici comment s'exécutèrent les crimes de nécrophilie qui lui sont aujourd'hui reprochés.

Il s'introduisait dans le cimetière soit par la porte dont il avait la clef, soit plus tard par le mur, d'accès facile.

Il allait alors vers la tombe d'une femme qu'il avait vue enterrer peu de jours auparavant. L'âge lui importait peu.

On a trouvé parmi ses victimes des enfants de trois ans et des femmes de soixante ans. Il ouvrait la fosse avec une pelle, quelquefois avec les mains, descendait dans la fosse, enlevait le couvercle de la bière, défaisait le suaire, asseyait la morte sur le bord du cercueil, et après les manœuvres de succion des seins et de *cunnilingus* auxquelles il s'étonnait que la victime ne répondît pas (on lui avait cependant dit que certains morts parlaient !) il violait le cadavre, mais pas toujours, et en tout cas une seule fois. Il remettait ensuite les choses en place, refermait la fosse et ne revenait plus à la tombe ainsi souillée. Il aurait bien voulu emporter tous ces cadavres chez lui, en jouir longtemps et à son aise. Mais il n'était pas assez fort et cela explique qu'il ne prit qu'une tête et que le corps d'une fillette de trois ans et demi.

Ainsi, au Muy, il suivait les enterrements, qui ne sont d'ailleurs pas nombreux, dans l'espoir de déterrer ensuite les cadavres de femmes. Il s'informait même de la maladie à laquelle elles avaient succombé. Il ne déterra pas le corps d'une jeune fille qui ne survécut point à une amputation de jambe nécessitée par un sarcome du tibia.

Ainsi dépravé, sordidement élevé, Ardisson vécut dans un isolement qu'accentua sa débilité d'esprit.

Il subit de tout temps avec passivité les événements qui auraient dû provoquer chez lui une profonde tristesse. On a cru voir en lui des moments de mélancolie : interrogé cependant sur ses peines, il déclare n'en avoir jamais connu, n'avoir jamais pleuré, s'accommoder très bien de tout régime de vie qui lui assure le gîte et la nourriture. Il s'est vu successivement la risée de ses camarades d'école, le jouet de tous au régiment, l'amoureux repoussé avec des éclats de rire. Il est toujours parti sans mot dire, sans colère et sans haine.

L'affection, l'attachement lui sont inconnus. Il vivait en très bonne intelligence avec son père adoptif. Il répondit cependant à un chasseur maladroit qui s'excusait à lui d'avoir blessé Honoré Ardisson : « *L'aves que blessa ? Oourias miés fa de lou tua, m'oourié rapporta oou men milo fran !* » (Vous ne l'avez que blessé ? Vous auriez mieux fait de le tuer, cela m'aurait rapporté au moins mille francs.) — Un maître maçon qui l'employa pendant huit ans et lui donna, pendant les longs chômages, du pain et quelque argent, s'étonna fort de voir Ardisson le quitter sans aucun remerciement parce qu'il ne voulait pas consentir à une augmentation de paye de cinquante centimes par jour.

On s'est plu à représenter cet homme comme repoussé des vivantes et obligé d'épancher un trésor de tendresse sur les mortes qu'il exhumait. Cela paraît bien douteux. De sa maîtresse de Bonifacio, qui pourtant, s'il faut l'en croire, lui aurait donné une alliance d'or, il ne se rappelle que le prénom et les seins.

Les mortes m'ont paru provoquer en lui une simple admiration physique. Il les embrassait et leur donnait le doux nom de fiancée, soit, mais ces caresses ne correspondaient guère à quelque idéal imaginatif.

Si Ardisson n'est ni vraiment mélancolique, ni coléreux, il est plutôt gai, surtout depuis qu'il est en prison où il boit et mange bien. Il accompagne presque toutes ses paroles d'un étrange rire hoqueté. C'est en riant par exemple qu'il m'a posé la question qui formule son unique inquiétude : « Vous ne venez pas me couper le cou, au moins ? » Il se dit heureux ici, consent à y rester ; il lavera les gamelles. Si peu dorée qu'elle soit, cette médiocrité lui plaît. Il s'en faut de peu qu'il n'invite les visiteurs à en profiter. Il parle de préférence en provençal mais sans difficulté en français avec confiance et bonhomie. Il a une extraordinaire franchise, qu'on sent n'être pas du cynisme. S'il ne répond pas, c'est parce qu'il ne se rappelle pas, mais non point par honte de dévoiler l'odieux de ses actes.

Il se fatigue assez vite dans la conversation. A vue d'œil, le champ de ses souvenirs se rétrécit quand on prolonge l'interrogatoire. Il se rend bien compte de sa solitude « Ça m'est égal », dit-il. Que de choses ainsi lui sont égales !

Aussi sa conscience n'a-t-elle jamais lutté. Ardisson ne connaît pas le remords. Il sait, maintenant qu'on l'a sermonné, qu'il a commis des crimes. Il n'en manifeste ni honte, ni regret et promet simplement de renoncer à sa passion, sans repentir feint ou sincère.

Religieux, Ardisson ne l'était guère. On trouva chez lui un paroissien qu'il prétendit, avec raison peut-être, avoir acheté lui-même à Draguignan. On y trouva également un ange en terre cuite et un ornement funéraire, pris au cimetière un jour qu'on avait nettoyé celui-ci et mis dans un coin les objets hors d'usage. Ardisson dit avoir pris ces objets parce qu'il les trouvait jolis et croyait qu'il n'y avait aucun mal à se les approprier : ce n'est pas un voleur. Il y a sans doute un vague sentiment de religiosité, beaucoup plus que de fétichisme sexuel comme on l'a cru, dans la conservation de ces deux objets.

Ardisson était travailleur, sans excès, mais avec régularité. Il n'a jamais eu assez d'adresse ou d'intelligence pour que les nombreux métiers qu'il entreprit lui fussent rémunérateurs; ses patrons sont unanimes à convenir qu'il fut consciencieux à l'ouvrage. Pour les maçons du Muy il charriait le mortier et les pierres. Les constructions ne sont pas fréquentes dans le pays : les chômages sont longs. Avec son père, Ardisson achetait des clovisses et d'autres coquillages qu'il allait vendre à Trans et à Draguignan. Il ramassait des pommes de pin, des « pignons » pour en vendre la graine. D'aucuns croient que le surnom de *Nigno* lui vient de la façon défectueuse dont il prononçait pignon. Je crois plutôt que Nigno signifiait pauvre d'esprit, imbécile.

Lorsque l'occasion s'en présentait, il aidait aux travaux de la campagne.

En 1892, le fossoyeur de la commune mourut. C'est un métier qui n'est guère en honneur dans ce pays et ne rapporte que fort peu. Il y a quatre ou cinq enterrements par mois, au Muy, et pas davantage. Ardisson père et fils acceptèrent cette fonction pour laquelle on ne trouvait en général que des Piémontais. A peu de temps de là, Honoré Ardisson tombait dans une fosse, se faisait mal au pied et en concevait une telle frayeur, qu'il laissait la place à son fils. Quand celui-ci partit au régiment, il la reprit néanmoins.

Au régiment, Victor Ardisson déserta pour aller travailler à Cannes comme maçon. Il gagnait 2 fr. 50 par jour et préférait cela au sou du soldat.

Cependant, depuis quelques mois, Ardisson, lors de son arrestation travaillait avec moins d'assiduité qu'autrefois. Il est vrai que sa mauvaise réputation, l'isolement de plus en plus grand au milieu duquel il se trouvait par suite de son caractère, du mépris qu'on lui témoignait, n'ont pas peu contribué à son inactivité. Il vivait de charité, de l'asile que lui donnait son père, il se contentait d'une nourriture hétéroclite : une gousse d'ail, des concombres, des radis, peut-être même de l'herbe, et, comme viande, des chats, des rats qu'il paraît fort apprécier.

Cette paresse envahissante rend sa vie de plus en plus sordide. La maison du numéro 15 de la Grande-Rue où habite la famille Ardisson est connue de tout le village pour ses exhalaisons fétides. Ses habitants y couchent sur la paille dans un galetas rempli d'immondices. Victor Ardisson vit seul, à l'écart, s'enivrant quelquefois. Il passe pour un brutal, non parce qu'il est batailleur, mais parce qu'il mène une existence de brute.

En 1893, il partit au service. Cela ne lui déplaisait pas. Il vint trouver un jour le maire de sa commune pour savoir s'il serait pris comme soldat. Il craignait une réforme pour petitesse de taille : au régiment, il comptait manger son saoûl et avoir un bon lit. Ce fut effectivement ce qu'il trouva.

Il fut versé au 61ᵉ de ligne et bientôt détaché à Bonifacio en Corse. Il se souvient nettement et avec plaisir de ce temps, malgré les avanies qu'il eut à subir. Il a pu citer au juge d'instruction le nom de ses chefs, je lui ai fait moi-même exécuter des mouvements militaires qu'il a accomplis correctement et sans hésitation. Du reste, ce ne fut pas un mauvais soldat. Mais il fut bien vite le souffre-douleur de ses camarades. Ils lui volaient son pompon, sa grenade, ses gants, son bonnet de police et jusqu'à son pain, chose qui lui fut particulièrement sensible. La nuit, on renversait son lit. Il ignorait les auteurs de ces mauvaises plaisanteries et n'eût pas été capable d'y répondre. Son caporal riait quand il se plaignait. Aussi s'enfuit-il plusieurs fois aux environs de Bonifacio : il n'y a rien de l'impulsion épileptique dans ces fugues. Quand on venait le chercher, il ne résistait pas et répondait : « Vous faites bien de venir, parce que je commençais à avoir faim. » Une seule fois il manifesta de la mauvaise volonté, s'entoura la tête d'un mouchoir et répondit à toutes les objurgations : « Je ne suis plus soldat, je ne suis plus soldat ! » Le capitaine de sa compagnie, le capitaine Lemoine, auquel nous devons de très intéressants détails, ne le punit jamais parce qu'il le prenait pour un fou. Le détachement auquel appartenait Ardisson revint à Marseille. Notre homme y accomplit régulièrement son service, monta la garde à la poudrière ou à la prison militaire. Peu après, le 61ᵉ de ligne partit en manœuvre. Arrivé à Fayence, dans le Var, Ardisson quitta les rangs, s'en vint à Cannes où, toujours en uniforme, il s'engagea dans un chantier. Il resta une semaine à travailler, puis reprit le chemin du Muy où la gendarmerie le cueillit.

A Marseille, on le mit pour désertion à la prison militaire en prévention, puis à l'infirmerie en observation. Enfin, cent jours après, sur le rapport du médecin-major de son régiment, corroboré par celui du capitaine Lemoine, il fut reconnu irresponsable et réformé.

Ardisson ne se rend pas, à l'heure actuelle, compte de son renvoi du régiment. Il s'y trouvait bien, assure-t-il.

En étudiant l'histoire générale de cet homme, nous avons détaillé ses pratiques de nécrophilie. Quels sont donc les faits qui ont, à la suite de leur découverte, provoqué un tel mouvement d'horreur dans l'opinion publique ?

Ardisson avait vingt ans. Depuis peu de temps il était fossoyeur. Il avait à ce moment les appétits sexuels de son âge et point de maîtresse. Il vit mourir au Muy une jeune fille qui avait de beaux seins, l'enterra. Alors lui vint la pensée de la déterrer. Il mit son projet à exécution, téta le cadavre sans le violer, chercha à l'emporter, ce qu'il ne put faire à cause du poids. On évalue approximativement à une dizaine le nombre des profanations qu'il commit jusqu'à son départ au régiment.

A Bonifacio, il ne commit aucune violation de sépulture : d'abord il trouva une maîtresse, puis c'est un faible d'esprit, et se trouvant hors de ses habitudes, transplanté, il lui eût été difficile de procéder à des exhumations. Pourtant le capitaine Lemoine nous dit que le cimetière est d'un accès très aisé pour les soldats et que même, durant le séjour d'Ardisson à Bonifacio, une jeune fille fut enterrée, suivant la coutume du pays, à découvert.

Dès qu'Ardisson revint du régiment, une longue abstinence, le manque de maîtresse au Muy, la renaissance des vieilles habitudes le menèrent droit au cimetière. Et il continua à déterrer et à souiller des corps. Combien ? Cela serait impossible à dire. Il ne se rappelle ou ne veut se rappeler ni un nom, ni un chiffre. « Je ne les marquais pas », dit-il. Tant que son père fut fossoyeur, il entra avec la clef. Plus tard, quand son père abandonna l'emploi, il pénétra nuitamment par-dessus le mur d'enceinte peu élevé.

Il se rappelle qu'en 1900, il déterra une jeune fille nommée Berthe B.... Ce souvenir lui est resté parce que la jeune fille avait « une poitrine superbe », et qu'il éprouva avec elle un plaisir qu'il ne connut pas avec d'autres au point de pratiquer dans la même nuit plusieurs coïts, ce qu'il ne faisait jamais.

L'enquête étant encore en cours, on a prétendu qu'Ardisson aurait déterré les deux sœurs N... et la fille A..., les aurait emportées loin du cimetière, aurait inhumé les unes au quartier du Paradou et l'autre sur la colline des Bélugues. Ardisson paraît très étonné quand je lui fais lire l'entrefilet du journal qui raconte cela. Il prétend ne pas connaître même les endroits en question. Il déclare spontanément : « Si j'avais pu emporter ces femmes, il aurait mieux valu les porter chez moi. »

Le 20 février 1901 mourait au Muy une fillette de quatorze

ans, Léonie R.... Le 22 au matin, on s'aperçut que la fosse avait été ouverte. La gendarmerie dressa procès-verbal : le cadavre paraissait n'avoir pas été touché. Il n'y eut pas d'enquête consécutive. Cependant Ardisson avait profané le cadavre.

Au mois de mai, le corps de la jeune Honorine F... âgée de dix-sept ans, décédée le 15 du mois, fut également pollué.

En avril, Gabrielle C..., morte le 28, fut souillée par le nécrophile. Cette enfant était âgée de treize ans et fort jolie. Ardisson voulut l'emporter. Le fardeau était trop lourd. Il détacha la tête avec un couteau de poche et, sans même l'envelopper, l'emporta sous son bras. Cette tête séparée du tronc subit une sorte de momification. C'est elle qu'il conserva longtemps et couvrait de baisers en l'appelant sa fiancée.

En septembre enfin, Ardisson déterra la dernière de ses victimes. C'était une enfant de trois ans et demi, Louise M.... Elle était jolie : « Si vous l'aviez vue ! », me dit-il en m'en parlant. Comme elle était transportable, il la mit dans un sac et s'en fut la déposer dans le grenier de sa maison. Il coucha le cadavre dans la paille et la nuit, il allait le retrouver à l'insu de son père ou bien lorsque celui-ci, qui s'absentait de très bonne heure, était parti. Pendant plus d'une semaine, Ardisson assouvit ses désirs sur ce cadavre ; la putréfaction devenait si avancée que le rectum et le vagin ne formèrent bientôt plus qu'un cloaque. Au bout de huit jours, les émanations pestilentielles qui provenaient de ce corps furent telles qu'Ardisson n'osa plus y toucher. On prétend qu'il essaya de séparer la tête pour la conserver un peu plus longtemps, et qu'il attendait la mort et l'ensevelissement d'une autre fille pour remplacer celle-ci.

Sur ces entrefaites, Honoré Ardisson montant au grenier pour chercher une dame-jeanne vide découvrit ces lugubres restes. Jusqu'alors il ne s'était aperçu d'absolument rien. Les voisins s'étaient plaints à lui des odeurs épouvantables qui sortaient de chez lui; il avait simpement répondu que les ordures déposées au grenier par son fils devaient en être la cause. Lorsqu'il aperçut la forme blanche du corps de Louise M..., couchée sur la paille dans sa robe d'enfant, il crut être en présence de quelque bête et s'arma d'une pelle avec laquelle il frappa le cadavre. Il s'aperçut bientôt de son erreur, descendit à la hâte et sur les conseils de la femme Robini prévint la gendarmerie.

Victor Ardisson, arrêté, fit des aveux immédiats. On relâcha bientôt le père et sa concubine, mis hors de cause. Après courte enquête sur place, le vampire du Muy fut écroué à la prison de Draguignan où se poursuit à l'heure actuelle l'instruction.

Les Drs Belletrud, directeur de l'asile d'aliénés de Pierrefeu (Var), et Doze, de Draguignan, furent commis à l'examen médico-légal du prévenu. Pour plus amples détails et pour le contrôle de l'exactitude des faits, nous renvoyons au rapport de ces éminents praticiens qui sera ultérieurement publié.

J'ai pu grâce à la bienveillance des autorités judiciaires et administratives de Draguignan examiner sommairement à la maison d'arrêt le nécrophile Ardisson. Je donne plus loin les renseignements tirés de la fiche anthropométrique, dressée par les soins du gardien Georges Claustre.

Lorsque Ardisson s'est présenté à moi, il était vêtu d'une blouse blanche, d'une chemise fournie par la prison, d'un pantalon gris. Il était coiffé d'un chapeau gris enfoncé à la manière des maçons et chaussé de gros souliers de campagne.

C'est un homme petit, d'allure massive et paysanne, la tête inclinée à droite. Il sait qu'il est intéressant. En venant vers moi, dans la cour de la prison, il lisse hâtivement sa moustache. En entrant, il salue franchement et sourit. Il a les cheveux blonds, la moustache très blonde, le bas de la figure carré. Il a l'air niais, surtout dans son rire qui ressemble à un hoquet. Dans ma première visite, le Dr Doze, qui a bien voulu m'accompagner, entame la conversation en provençal. Ardisson répond en riant à toutes les questions qu'on lui pose. Il est content qu'on s'occupe de lui, se soumet sans difficulté à l'examen et me répond en français aussi bien qu'il le peut. Il répète qu'il se trouve très heureux en prison, l'écrit même sur ma demande et fume avec plaisir les cigarettes que nous lui offrons.

Il n'y a pas un instant de doute à avoir. C'est bien un

« minus habens » que j'ai devant moi. Et comme tous ceux qui l'ont jusqu'à présent interrogé, je suis obligé de sourire de cette stupéfiante absence de sens moral, de ce rire saccadé dont il accompagne jusqu'aux plus ignobles détails qu'il me révèle.

À l'inspection un peu plus détaillée, je remarque que les cheveux sont blond clair, assez fournis, à un seul tourbillon, normalement implantés et à bordure régulière. Le front est moyen, non fuyant, les sourcils épais. Les yeux sont peu fendus, à angle externe relevé, gris avec quelques rares reflets orangés. Le nez est droit, présente à sa racine une ride circonflexe assez rare en anthropologie pour être signalée. Les narines sont moyennes et peu mobiles. La lèvre supérieure est épaisse, proémine, la moustache et la barbe sont d'un blond un peu roux. Le menton est légèrement en retrait, ce qui constitue un certain degré de prognathisme supérieur. Les dents inférieures sont en retrait sur les supérieures de quelques millimètres. Les angles des mâchoires sont très saillants, les pommettes effacées, les zygomes peu accentués. Les oreilles sont moyennes, bien ourlées, sans tubercule de Darwin, à lobule adhérent.

Le crâne est en carène, sans inégalité autre qu'une proéminence de la bosse pariétale gauche. La bosse occipitale n'est point bombée, le crâne est au contraire petit en arrière. L'ensemble est nettement dolichocéphale.

En regardant attentivement la face, on aperçoit une asymétrie peu marquée à première vue mais certaine. A gauche, l'angle de la mandibule est plus saillant, la pommette plus forte, la paupière inférieure plus haute ce qui fait paraître l'œil plus petit et son angle externe plus relevé que du côté droit. L'oreille gauche est implantée très légèrement plus haut que la droite.

Les plis et rides de la face sont symétriques et réguliers. Ils sont assez nombreux et égaux dans le rire et le siffler.

La langue est droite, très mobile, un peu tremblante.

Le cou est court, tout à fait normal.

Le busté est épais, le thorax bombé et non velu, mais n'est

point en carène. L'épaule gauche est nettement plus haute que l'épaule droite. Il n'y a aucune déviation ni déformation de la colonne vertébrale. L'abdomen est gros.

Le membre supérieur est un peu grêle, mais bien conformé. La main ne présente aucune anomalie. Elle a les plis habituels. Le pouce n'est ni carré, ni en bille. Les ongles n'ont pas de striation. L'ongle de l'auriculaire, surtout à gauche, est très long. C'est par coquetterie. « Ça sert à faire tomber la cendre de la cigarette », me confesse Ardisson. Les bras et surtout les mains sont le siège d'un tremblement généralisé rappelant le tremblement sénile. Il augmente quand on attire l'attention sur lui, ou suivant les jours. Imperceptible parfois, il peut être tel qu'il empêche de tenir les objets. Il n'augmenterait point dans l'excitation sexuelle.

Les jambes sont normales, assez velues, pas très musclées. Les condyles fémoraux internes sont un peu saillants. Le pied n'offre de particulier que des orteils carrés, non déformés et presque égaux en longueur. Le tremblement est très accentué aux jambes, surtout quand le membre inférieur est étendu sans être soutenu. Il existe une véritable danse de la rotule.

J'ai fait ensuite l'examen détaillé des organes des sens.

1° *Yeux*. — Réflexe palpébral interne intact. Il y a quelquefois du battement des paupières.

Réflexe conjonctival normal.

Pupilles égales, réagissant très bien à la lumière et à l'accommodation.

Acuité visuelle normale. Ardisson prétend y voir presque aussi bien la nuit que le jour. Cette nyctalopie demanderait à être confirmée.

Le champ visuel est très rétréci, des deux yeux également. Grossièrement mesuré, il m'a donné 25 centimètres environ.

2° *Oreilles*. — Jamais d'écoulements, ni de maux d'oreilles. L'acuité auditive est très diminuée, la montre n'étant entendue qu'au contact de l'oreille et n'étant pas entendue au contact du crâne.

3° *Appareil olfactif.* — L'odorat est nul. Ardisson ne discerne même pas le poivre à l'odeur. On s'explique ainsi qu'il ait pu vivre à côté d'un cadavre en putréfaction sans répugnance.

4° *Appareil gustatif.* — Le goût est également aboli ; il ne permet pas la distinction du salé et du sucré. Ardisson a mangé de la viande pourrie et les choses les plus abjectes, comme le sperme, grâce à cette agustie totale. Il fume sans éprouver du tabac la moindre impression.

5° *Toucher.* — Le tact est imparfait, tant à la pulpe des doigts qu'aux lèvres et à l'extrémité de la langue. Il faut piquer fortement pour provoquer de la douleur.

La sensibilité générale est amoindrie d'une façon égale des deux côtés. L'hypoesthésie est surtout marquée au tronc. Il faut un écartement anormal du compas de Weber pour que les pointes soient perçues.

Les *organes génitaux* sont d'apparence très normale, assez petits, bruns, velus. Le prépuce, assez long, recouvre le gland sans le dépasser. Les testicules sont fermes, très sensibles à la pression, le gauche un peu plus bas que le droit. Il n'y a pas trace de maladie vénérienne.

Les érections ne sont point fréquentes. Il semble qu'en prison le détenu soit calme au point de vue génital. Le réflexe crémastérien existe, plus net à gauche.

La *force musculaire* est au-dessous de la moyenne. On sait que si Ardisson n'emporta que le cadavre d'une enfant de trois ans, c'est qu'il trouva les autres trop lourds. Les mains surtout ont peu de force pour serrer. Les bras résistent mal quand on cherche à les étendre et à les élever. Les jambes sont bien plus robustes. Ardisson est droitier.

Par le pincement, on provoque sur le biceps une onde musculaire très nette.

Les *réflexes musculaires et tendineux* sont nuls aux muscles temporaux et masséters ainsi qu'à la face antérieure du bras. La percussion du triceps au-dessus de l'olécrâne détermine une extension assez franche de l'avant-bras. La flexion brusque des doigts par percussion de l'avant-bras est peu accentuée. Le réflexe de Westphal est légèrement exagéré des deux côtés. Celui du tendon d'Achille n'existe pas.

Les *réflexes peauciers* au cou et à l'abdomen n'existent pas. Le réflexe crémastérien, ai-je dit, est marqué. Le chatouillement de la plante du pied provoque une sensation, mais très peu de mouvement. Au pied droit j'ai cependant, à plusieurs fois, vu cette manœuvre suivie de l'extension du gros orteil et d'un ou deux des orteils suivants.

Les *réflexes muqueux* ont montré une abolition complète de la sensibilité pharyngée.

Les *réflexes circulatoires* ne sont pas marqués. Ardisson est pâle et ne rougit point. Il n'y a ni dermographisme, ni troubles vaso-moteurs.

La *circulation* est du reste en général normale et les bruits du cœur n'offrent rien de particulier.

L'*appareil respiratoire* n'offre rien à signaler. L'auscultation est difficile.

L'*appareil digestif* présente comme particularité l'extraordinaire intensité de l'appétit. A la prison Ardisson mange trois gamelles et deux pains, c'est-à-dire le régime de trois détenus; au régiment, sa voracité nous a été rapportée par le capitaine Lemoine. Le besoin de manger est le *primum movens* dans la vie d'Ardisson. Je ne reviens que pour mémoire sur la façon hétéroclite dont il se nourrissait.

Les digestions et les selles sont normales.

L'*appareil urinaire* ne présente rien d'intéressant.

Le *systeme pileux* examiné avec soin n'a donné lieu à aucune remarque particulière.

Les *stigmates physiques de dégénérescence* ont été cherchés infructueusement. J'ai décrit l'asymétrie faciale et le tremblement. La voûte palatine n'est point ogivale, les dents sont au complet, très saines, très régulières, très bien plantées. Les oreilles n'ont que l'adhérence du lobule.

Les *stigmates psychiques de dégénérescence* sont par contre légion.

La sensibilité est, nous l'avons vu, très amoindrie chez lui.

La volonté ne l'est pas moins. Les impulsions même n'ont pas plus de force que chez un sujet normal, mais c'est le frein qui manque tout à fait, le discernement de ce qui est bien et de ce qui est mal.

La mémoire, sans être complètement défectueuse, n'est pas brillante. Elle se fatigue vite.

Si Ardisson n'a ni cauchemars, ni hallucinations, il rêve à haute voix à ce que disent ses co-détenus.

Enfin, il a quelques absences sur lesquelles je n'ai pu avoir aucun détail.

En somme Ardisson est un débile mental inconscient des actes qu'il accomplit. Il a violé des cadavres parce que, fossoyeur, il lui était facile de se procurer des apparences de femme sous forme de cadavres auxquels il prêtait une sorte d'existence.

Ci-joint un autographe obtenu sous dictée et un extrait de la fiche anthropométrique d'Ardisson.

Monsieur Goulard évenu mévoir 26 novembre, je suc contan détre an prison signer

Ardison

I. — Observations anthropométriques.

Taille. 1ᵐ542	Tête { longueur. . 18.9	Pied gauche . 24.4	Coul. de l'iris g. { nº de classificat. 1	Agé de 31 ans.
Voûte . . . . »	largeur . . 15.3	Médius gauche. 10.9	auréole, c. r. pâle.	Né le 5 septemb. 1872,
Envergure . . 1ᵐ60	bi-zyg . . . 15.7	Auriculaire g. . 7.8	périph., az. clair.	au Muy,
Buste. 0ᵐ843	Oreille droite . 6.2	Coudée gauche. 42.8	particular. »	département du Var.

II. — Renseignements descriptifs.

Front { Arcades, moy. — inclin. fuyante. — Hauteur moy. — largeur petite. — partic. découv.

Nez. { Racine prof. moy. — dos r., s.; base rel. — Hauteur. Saillie. Larg. moy. moy. moy. — particularités . . . »

Lèvres. { Haut. labiale pet. — proémin. s. prm. — bordure s. larg. bordée. — épaisseur . . . . » — particular. . . . »

Bouche. { Dimension petite. — particularités . . » — inclinaison . . . » — hauteur. . . . . p — particularit. plat.

Cont. de prof. { fronto-nasal . . . » — naso-buccal . . . » — prognathe. — Hauteur crân. . . » — malformations . . »

Oreille droite. { bordure : origine. . . . » — lobe : contour . . . . . — a tragus : inclinaison . b — pli. inférieur. v

supérieure . . . . . . » — adhérence. . . . . . . » — profil. . . . . r — supérieur. i

Postérieure . . . . . . » — modelé. . . . . . . uni — renversement . . . . » — forme . . . . »

ouverture. . . . . » — Dimension . . . . . . » — Dimension . . . . . . » — écartement . . . . . . »

Contour de face ovale, tête en carène, mâchoires prm. côté g., pml. g. saillante; état graisseux . . . . . . »

Sourcils. { emplac., bas et rapp. — direction. . . . . . » — forme rectiligne. — dimension, courts — particularité . . . . » — nuance, châtain clair.

Paupières. { ouverture, petite. — modelé sup découvert. — part. g., é. des pp. relev.

Globes. { saillie . . . . p — particularités . . . . » — orbites. . . . . »

Rides. { frontales, double. — oculaires. . . . . . . » — buccales . . . . . . » — particular., circonflexe de la racine du nez.

Interoculaire . . . . . . »

expression . . . . »

Corpulence. { Cou : long. court, larg. » — Carrure : largeur. m., inclinaison . . i — Ceinture . . . . . m

Allure, langage, habill. etc. »

NÉCROPHILIE ET LITTÉRATURE

Un romancier moderne, Mme Rachilde, a dans une œuvre récente, *la Tour d'Amour*, mis sur pied un type de nécrophile extrêmement impressionnant.

Il s'agit d'un vieux gardien du phare d'Ar-Men, en Bretagne.

Ce hideux vieillard ne fut pas heureux jadis en ménage. La solitude absolue, au milieu d'un océan de brumes et de tempêtes, l'a rendu maniaque. Il n'échange que de rares paroles avec l'autre gardien son seul compagnon, et garde religieusement les boîtes de conserves vides.

Il recueille les noyées que les naufrages amènent à son récif. La haine de la femme autant que la *folie du vent* l'ont conduit à l'amour des cadavres. Ce nécrophile est en même temps fétichiste. Il coud à sa casquette des mèches de cheveux coupés aux mortes. Enfin, semblable en cela au nécrophile Ardisson et au sadique maréchal Gilles de Retz, il coupe les têtes pour les conserver.

Mme Rachilde a insisté avec raison sur l'inconscience que présente son nécrophile de l'horreur de ses actes. En qualité de médecin, il me faut reconnaître qu'elle est dans la note juste, que son maniaque est très vraisemblable.

Enfin, M. de Kératry a publié sous l'inspiration du cas qui fait le sujet de l'observation III un roman, *le Dernier des Beaumanoir*, paru vers 1850 (?) et que je n'ai pu me procurer.

CHAPITRE IV

MEURTRE ET NÉCROPHILIE

Il est très fréquent que le meurtre d'une femme soit suivi de la profanation du cadavre. Ainsi, dans l'antiquité Périandre, tyran de Corinthe, après avoir tué sa femme eut avec elle des rapports conjugaux. Dans tous les cas, nous trouvons-nous en présence de la nécrophilie vraie ?

Oui, si l'on ne considère que le fait de pratiquer le coït sur un corps privé de vie comme constituant la nécrophilie. Non, si l'on y voit une aberration sexuelle poussant l'homme à rechercher pour l'assouvissement de ses désirs, un cadavre.

Ainsi un individu veut violer une femme. Elle lui résiste, il la tue, puis pratique le coït. Il n'y a point là de perversion véritable. Ce n'est qu'un accident.

Que si même un homme éprouve dans un meurtre une vive excitation sexuelle à voir l'agonie de sa victime, et la souille aussitôt pour satisfaire cette excitation, pouvons-nous prétendre qu'il y a vraiment nécrophilie ? Oui et non encore.

Pour mieux dire, ces faits sont sur une limite bien délicate à déterminer. Meurtre pour rendre le viol plus aisé, meurtre sadique, meurtre pour obtenir un cadavre dans un but à proprement parler nécrophile, ces trois meurtres me paraissent d'un diagnostic épineux. Aussi serai-je très sobre en citations. Je me contente de tracer un cadre dans lequel pourront entrer des faits mieux observés, où l'on aura tenté de dépister l'intention nécrophile du criminel.

OBSERVATION XI

Journaux de 1879.
MOREAU DE TOURS : *Aberrations du sens génésique*, 1880.

Théotime Prunier, âgé de vingt-trois ans, garçon de ferme dans un village de Picardie, désire posséder la fille de la fermière qui l'occupe comme domestique. Un dimanche qu'il veut mettre ses projets de viol à exécution, la jeune fille se trouve à la fête du village. Prunier s'en prend à la fermière, âgée de cinquante-trois ans, tente de la violer ; elle résiste, il l'assomme à coup de bêche, souille le cadavre et le jette dans une mare voisine. Il part s'amuser à la fête du village, revient quelques heures après sur le lieu du crime, repêche le cadavre qu'il profane de nouveau.

Prunier est arrêté, jugé, condamné à mort et exécuté à Beauvais, le 13 novembre 1879. A l'autopsie, le Dr Evrard trouve des lésions cérébrales très prononcées et en particulier un épaississement méningé avec adhérences des méninges au niveau du lobe frontal. A ce propos, Cornil et Galippe ont écrit : « Si la guillotine doit entrer dans le traitement de l'aliénation mentale, qu'on le dise ! »

OBSERVATION XII

Meynert, *Klinische Vorlesungen über Psychiatrie*, 1890.
P. Penta : *Ipervertimenti sessuali nell' uomo*, 1893.

X..., dans sa jeunesse, fut garçon d'amphithéâtre : à la première apparition de l'instinct sexuel, la vue de cadavres féminins nus, couchés sur la table de dissection, était ce qui l'avait le plus frappé. *Il se développa en quelque sorte dans sa pensée la facile coordination de l'appétit génésique avec les cadavres de femme.* Toutes les fois ensuite qu'il surgissait en lui un désir sexuel, il apparaissoit à son imagination un cadavre de femme, d'où il devint impossible de séparer une chose de l'autre.

C'était un individu corrompu et quand il voulait jouir d'une femme, il devait souvent employer la violence ; mais le pis est que toutes les fois, les simples violences ne le satisfaisaient pas. Alors il tuait la malheureuse, pratiquait ensuite le coït avec le cadavre et trouvait à cela un complet apaisement de son ardeur féroce.

Le meurtrier dans ce cas avait évidemment pour but de se procurer un cadavre.

OBSERVATION XIII

Il y a quelques années, dans la plaine de Corvol, à Choisy-le-Roy, une malheureuse fillette, Louise Martin, âgée de neuf ans, fut entraînée par un chemineau qui, après l'avoir assassinée, souilla *toute la nuit* son cadavre, et le jeta ensuite dans un bassin.

Cette profanation durant toute une nuit me paraît bien plus appartenir à la nécrophilie qu'à toute autre passion.

CHAPITRE V

———

J'ai défini le nécrosadisme la mutilation de cadavre d'origine sexuelle. Je l'ai différenciée du sadisme en ce qu'il y a, dans cette dernière perversion, la recherche de l'élément dominant *douleur*.

Je ne citerai que peu de faits. Je me contenterai des plus typiques. Mon excellent ami le Dr de Saint-Vincent de Parois dans sa thèse du laboratoire de médecine légale de la Faculté de Lyon, sur le *Dépeçage criminel*, traite la question plus à fond et montre les relations et les différences qui existent entre le dépeçage par perversion sexuelle et le dépeçage ayant par exemple pour simple but de faire disparaître un cadavre.

J'étudie longuement le cas du sergent Bertrand qui, mieux que toutes les descriptions, montre quel point peuvent atteindre les perversions sexuelles.

Encore Bertrand ne tuait-il pas. Il rendait son crime plus étrange, mais moins grave en exhumant l'objet de sa passion. Tous les autres nécrosadiques connus tuèrent pour mutiler leur victime.

OBSERVATION XIV

Michéa, *Union médicale*, 1849.
Lunier, *Annales médico-psychologiques*, 1849.
Morel, *Gazette hebdomadaire*, 1857.

Bertrand François est né en 1822 à Voisey, canton de Bourbonne, Haute-Marne.

Son père, sa mère, son frère unique étaient cultivateurs. Leur santé était excellente.

Une sœur et un frère moururent en bas âge.

Un oncle maternel mourut subitement à quarante ans. Il avait depuis plusieurs années l'esprit dérangé.

Bertrand lui-même n'a jamais eu à sa connaissance de maladie qui ait pu le retenir au lit plus de cinq ou six jours. Dans sa jeunesse, il était impressionnable et irascible.

Bertrand reconnaît s'être masturbé dès l'âge le plus tendre. Vers huit à neuf ans seulement il commença à songer aux femmes. A cette époque, on remarqua sa bizarrerie. Il allait se promener dans les parties les plus profondes d'un bois où il restait des journées entières en proie à la plus profonde tristesse, et cela par accès, une ou deux fois par semaine.

» A treize ou quatorze ans, dit-il, je ne connus plus de bornes, je me masturbai jusqu'à sept ou huit fois par jour, la vue seule d'un vêtement de femme m'excitait. En me masturbant, je me transportais en imagination dans une chambre où des femmes se trouvaient à ma disposition ; là, après avoir assouvi ma passion sur elles et m'être amusé à les tourmenter de toutes les manières, je me les figurais mortes et j'exerçais sur leurs cadavres toute sorte de profanations. D'autres fois, le désir me venait aussi de mutiler des cadavres d'hommes, mais très rarement ; j'éprouvais de la répugnance.

« Me voyant dans l'impossibilité d'avoir des corps humains, je cherchai des corps morts d'animaux que je mutilai comme plus tard ceux de femmes et d'hommes. Je leur fendais le ventre et, après en avoir arraché les entrailles, je me masturbais en les contemplant, après quoi je me retirais, *honteux de mon action*, et me promettant bien de ne plus recommencer ; mais la passion était plus forte que ma volonté. J'éprouvais dans ces circonstances un plaisir extrême, une jouissance que je ne puis définir.

« Il m'est arrivé de mutiler depuis le cheval jusqu'aux plus petits animaux, tels que les chats, les petits chiens, etc. »

Pendant que cette perversion suivait sa marche croissante, Bertrand recevait une certaine instruction. Il fit ses études au séminaire de Langres, jusqu'à la philosophie. Il quitta cette classe pour entrer dans l'armée dont il voulait faire sa carrière. Il fut incorporé au 74ᵉ de ligne.

« Étant arrivé au camp de la Villette, écrit-il dans son mémoire, je ne tardai pas à aller retirer du canal Saint-Denis des animaux noyés, des chiens, des moutons, etc., pour les traiter de la même manière que ceux dont j'ai parlé plus haut.

« *En 1846, je ne me contentai plus d'animaux morts, il m'en fallut de vivants.* Au camp de la Villette, comme dans toutes les casernes, il y avait beaucoup de chiens qui, n'appartenant à personne, suivaient tous les militaires indistinctement. Je résolus d'amener de ces chiens à la campagne et de les tuer, ce qui m'arriva en effet trois fois ; je leur arrachais les entrailles comme aux animaux morts et j'éprouvais autant de jouissance qu'avec ces derniers.

« Sur la fin de 1846 seulement, la pensée me vint de déterrer des cadavres, la facilité avec laquelle cela pouvait se faire dans la fosse commune du cimetière de l'Est fit naître en moi cette idée : mais elle ne fut pas mise à exécution, la crainte me retenait encore.

« Au commencement de 1847, mon régiment étant allé à Tours, ma compagnie fut envoyée dans la petite ville de Bléré. C'est là que je commis la première violation de sépulture (le 23 ou 25 février) dans les circonstances que voici :

« Il était midi ; étant allé me promener dans la campagne avec un de mes amis, la curiosité me fit entrer dans le cimetière qui se trouvait près de la route ; une personne avait été enterrée la veille, les fossoyeurs, d'après ce qui m'a été dit le lende-

main, ayant été surpris par la pluie, n'avaient pu achever de
remplir la fosse, et avaient de plus laissé leurs outils à côté.
À cette vue, *les plus noires idées me vinrent, j'eus un violent
mal de tête, mon cœur battit avec force, je ne me possédais
plus.* Je prétextai un motif pour rentrer de suite en ville ;
m'étant débarrassé de mon camarade, je retournai au cimetière
et sans faire attention aux ouvriers qui travaillaient dans les
vignes qui touchaient au cimetière, je saisis une pelle et je me
mis à creuser la fosse *avec une activité dont j'aurais été inca-
pable à un autre moment.* Déjà j'avais retiré le corps mort ; ne
me trouvant muni d'aucun instrument tranchant pour le mutiler, je commençais à le frapper avec la pelle que je tenais à la
main, *avec une rage que je ne puis encore m'expliquer,*
quand un ouvrier qui travaillait tout près, attiré par le bruit
que je faisais, se présenta à la porte du cimetière. L'ayant
aperçu, je me couchai dans la fosse à côté du mort et j'y
restai quelques instants. L'ouvrier étant allé prévenir les autorités de la ville, je profitai de cet instant pour recouvrir le
corps de terre et sortir du cimetière en escaladant le mur.

« *J'étais tout tremblant. Une sueur froide me couvrait le
corps.* Je me retirai dans un petit bois voisin où, malgré une
pluie froide qui tombait depuis quelques heures, *je me couchai
au milieu des arbrisseaux. Je restai dans cette position de
midi jusqu'à 3 heures du soir dans un état d'insensibilité
complète. Quand je sortis de cet assoupissement j'avais les
membres brisés et la tête très faible. La même chose m'arriva
dans la suite après chaque accès de folie.*

« Deux jours après, je suis retourné au cimetière de Bléré,
non plus à midi, mais au milieu de la nuit, par un temps plu-
vieux. Cette fois, n'ayant pas trouvé d'outils, je creusai entièrement la même fosse avec mes mains ; elles étaient en sang,
mais rien ne pouvait m'arrêter, je ne sentais pas la douleur ;
n'ayant pu découvrir que la partie inférieure du corps, je la
mis en pièces, je remplis ensuite la fosse de la même manière
qu'elle avait été creusée.

« Étant rentré à Tours dans les commencements du mois de

mars, je ne fus pas longtemps sans éprouver le besoin de déterrer des morts. J'allai à cet effet au cimetière de cette ville un soir ; mais ayant reconnu l'impossibilité d'exécuter ma résolution, je me retirai et je n'y retournai plus.

« Cet état de choses dura pendant les mois de mars, avril et mai. Étant rentré à Paris à la fin de ce dernier mois, le mal se fit bientôt sentir de nouveau. M'étant laissé entraîner un jour au Père-Lachaise, *cette solitude me plut*, la facilité d'y pénétrer me fit prendre la résolution d'y revenir dans la nuit. J'y entrai en effet à 9 ou 10 heures du soir en escaladant le mur, je me promenai quelques instants *agité des plus noires idées* ; m'étant ensuite approché de la fosse commune, je me mis à déterrer un cadavre. Ce corps était celui d'une femme d'environ quarante ans, assez bien conservé ; je lui ouvris le ventre, j'en arrachai les entrailles, je la coupai en mille morceaux avec rage ; mais je ne commis sur cette femme aucun acte impudique (juin 1847). »

« Pendant une quinzaine de jours, j'allai à ce cimetière presque tous les soirs. Dans cet espace de temps, je déterrai trois ou quatre femmes que je traitai comme la première sans attenter à la pudeur.

« Après avoir arraché les entrailles aux divers cadavres dont je viens de parler et les avoir mutilés, je me retirais après m'être masturbé deux ou trois fois à genoux près du cadavre. Je me masturbais d'une main, tandis que je serrais convulsivement de l'autre une partie quelconque du cadavre, mais plus particulièrement les entrailles. Ayant été surpris par deux gardiens du cimetière qui furent sur le point de faire feu sur moi, je fus assez heureux pour me tirer d'affaire en leur disant qu'étant ivre, je m'étais endormi dans le cimetière jusqu'à cette heure. Comme j'avais toujours eu soin de recouvrir les cadavres mutilés, ils ne se doutèrent de rien et me laissèrent sortir.

« Le danger que je venais de courir produisit sur moi une telle impression que je ne pensai plus à retourner dans un cimetière, jusqu'au 12 novembre même année, jour où je quittai Paris pour aller à Soissons, ville où se trouvait le dépôt de mon régiment. La difficulté de pénétrer dans le cimetière de ce lieu m'empêcha encore de me livrer à ma funeste folie.

« Arrivé à Douai, après les affaires de février, j'éprouvai le besoin de mutiler des corps morts. Un soir, vers le 10 mars, j'allai au cimetière; il était 9 heures et après la retraite qui se battait à 8 heures, les militaires ne sortaient plus de la ville, pour exécuter mon dessein je me trouvais donc dans la nécessité d'escalader le mur d'enceinte et de sauter un fossé de quatre mètres environ de largeur sur deux de profondeur. Ces difficultés ne furent pas capables de m'arrêter: après avoir escaladé le mur dans un endroit où il tombait en ruine, je reconnus l'impossibilité de sauter le fossé; je le traversai à la nage après avoir jeté mes habits de l'autre côté. Le froid était très vif; il y avait même de la glace. A peine entré dans le cimetière, je me mis à déterrer une jeune fille. qui pouvait avoir de quinze à dix-sept ans.

« Ce corps est le premier sur lequel je me livrai à des excès impudiques. *Je ne puis définir ce que j'éprouvai dans ce moment; tout ce que l'on éprouve avec une femme vivante n'est rien en comparaison.* J'embrassai cette femme sur toutes les parties du corps, je la serrai contre moi à la couper en deux; en un mot je lui prodiguai toutes les caresses qu'un amant passionné peut faire à l'objet de son amour. Après avoir joué avec ce corps inanimé pendant un quart d'heure, je me mis à le mutiler, à lui arracher les entrailles comme à toutes les autres victimes de ma fureur. Je remis ensuite le corps dans la fosse et après l'avoir recouvert de terre, je rentrai à la caserne par les moyens employés pour aller au cimetière.

« Mon régiment ayant été envoyé à Lille le 14 mars, j'exhumai quatre corps de femmes dans cette dernière ville, dans l'espace d'un mois et je me livrai sur ces quatre cadavres aux mêmes excès qu'à Douai,

« Quelque temps après ma compagnie alla tenir garnison à Doullens, d'où elle ne sortit que le 16 juillet pour rentrer à Paris. Étant allé dans le cimetière de cette ville et n'ayant pu venir à bout de creuser une fosse tellement la terre dure m'avait abîmé les mains, je n'y retournai plus.

« Nous étions rentrés à Paris ; le régiment occupait le camp d'Ivry. Après quelques jours de repos, le mal me revint plus violent que jamais. Pendant la nuit, les sentinelles étaient très rapprochées et avaient une consigne sévère ; mais rien ne pouvait m'arrêter, je sortais du camp presque toutes les nuits pour aller au cimetière du Montparnasse où je me livrai à de si grands excès. »

Ce fut à cette époque que l'on s'aperçut des profanations commises par Bertrand. Au mois de juillet 1848, le commissaire de police du Luxembourg dressa un procès-verbal duquel il ressort que, dans le cimetière du Sud, dans la tranchée formée par la fosse commune, une fouille avait été pratiquée par une main habile, pour exhumer une bière que l'on avait emportée à quelques mètres de la fosse. Les deux planches supérieures étaient brisées et le cadavre était à quelques pas. C'était celui d'une jeune fille nommée Marie-Caroline, enterrée depuis trois jours. Ce cadavre était déjà dans un état de putréfaction avancée : il était vêtu d'une chemise, de bas et enveloppé d'un linceul avec un chapelet passé au bras droit. Il reposait sur le feuillage. Le profanateur avait ouvert l'abdomen par une légère incision longitudinale, laissant voir une partie des intestins. A côté et à quelque distance était un autre cercueil. C'était celui d'une femme de trente-six ans, inhumée depuis dix-huit jours, la femme Chapitelle, morte à la suite de couches. Le cadavre portait la même incision. La fosse du reste avait été fouillée en plusieurs endroits, deux cercueils avaient été soulevés mais les cadavres n'avaient pas été déplacés.

Le 26 août, on découvrit au cimetière d'Ivry que le corps d'une enfant âgée de sept ans et dix mois, la petite Gillet, enterrée de la veille, avait été déterré pendant la nuit : la bière était brisée, le cadavre retiré aux trois quarts du cercueil, dépouillé de ses vêtements. L'abdomen et l'estomac étaient entièrement fendus, une partie des intestins était sortie du corps.

Les recherches faites à ce moment n'aboutirent à aucun résultat.

Bertrand cependant continuait la série de ses méfaits. Il pénétra une fois dans le cimetière de Montparnasse et fut assez heureux pour échapper à un gardien qui se promenait armé d'un pistolet. L'entrée du cimetière par-dessus une clôture en planches était fort difficile. Bertrand vint dès lors assouvir sa rage dans le cimetière des suicidés et des hôpitaux, voisin du précédent.

« Les premières mutilations dans cet endroit, dit-il, eurent lieu sur des cadavres d'hommes. Je ne pouvais me résoudre à mutiler un homme. Si cela m'est arrivé quelquefois, c'est la rage de ne pas trouver de femmes qui me le faisait faire, alors e me contentais de donner un coup de sabre sur une partie quelconque du corps. Il va sans dire que je n'éprouvais pas le besoin de me masturber, c'était tout le contraire, j'éprouvais une grande répulsion. Il m'est arrivé de déterrer douze ou quinze corps pour trouver un cadavre de femme.

« Du 30 juillet au 6 novembre, je déterrai deux femmes et un grand nombre d'hommes ; mais je ne mutilai que deux de ces derniers. Quant aux femmes, qui étaient âgées de soixante à soixante-dix ans, je me livrai sur elles à un nouveau genre de mutilation.

« Après avoir assouvi ma passion brutale sur leurs cadavres, leur avoir ouvert le ventre et en avoir retiré les entrailles, je leur fendis la bouche, je leur coupai les membres, je leur lacérai le corps dans tous les sens, ce qui ne m'était pas encore arrivé. Ma fureur ne fut pas satisfaite après ces actes horribles ; je saisis les membres coupés, je me mis à les tordre, à jouer avec, comme un chat avec sa proie ; j'aurais voulu pouvoir les anéantir ; jamais je ne m'étais vu dans un tel état, je terminai comme à l'habitude par la masturbation.

« Le 6 novembre à 10 heures du soir, j'étais sur le point de sauter dans le cimetière, quand un coup de feu me fut tiré à bout portant, je ne fus pas atteint. Ce fait ne me découragea pas, je me retirai et je me couchai à quelques pas du cimetière sur la terre humide, par un froid rigoureux ; je restai dans cette position environ deux heures, après quoi, je rentrai au cimetière où je déterrai une jeune femme noyée âgée de vingt-cinq à vingt-six ans, très bien conservée. Je traitai cette femme comme les autres victimes de ma folie, je me retirai après lui avoir arraché les entrailles, coupé les parties génitales et fendu la cuisse gauche jusqu'au milieu. La jouissance que j'éprouvai avec cette femme fut plus grande encore que toutes les autres fois. Cependant, je commençais à me fatiguer de toutes ces violations de sépulture, ma maladie n'était plus si violente, et je suis porté à croire qu'elle touchait à son terme. »

Quelques jours après Bertrand cependant revint au cimetière Montparnasse. Il déterra une femme âgée d'environ soixante ans et un enfant de trois ans au plus. Après avoir transporté ces deux cadavres sur une tombe assez éloignée de la fosse commune, il profana et mutila celui de la femme sans toucher à celui de l'enfant. Le lendemain 16 novembre, le docteur Pajot était appelé à constater le crime. Il trouva le corps de cette femme couché sur le dos à peu de distance d'un tombeau garni de grands cyprès. Il était en partie recouvert de son linceul, la tête et les extrémités inférieures étaient seules apparentes. La commissure droite de la bouche avait été fendue par un instrument tranchant dans l'étendue de quatre à cinq centimètres. Une incision profonde avait été pratiquée sur le cou. En enlevant le linceul, on découvrit que toute la partie antérieure du tronc était ouverte par une immense incision comprenant l'étendue des parois thoraciques et abdominales antérieures. La plus grande mutilation portait sur les membres. Le bras droit avait été complètement désarticulé ; il était placé entre les jambes de la morte. La cuisse et la jambe gauches avaient été désarticulées, les tissus étaient hachés...

« A dater de cette dernière violation, dit Bertrand, jusqu'au 15 mars 1849, je ne suis retourné que deux fois au cimetière, une fois du 15 au 20 décembre, et l'autre au commencement de janvier. Ces deux fois encore, j'ai essuyé deux coups de feu ; le premier, tiré à trois ou quatre pas de distance, a fait balle et a traversé le derrière de ma capote, à la hauteur de la ceinture.

Ce soir (1), il faisait très mauvais temps, mes habits étaient traversés par la pluie ; mais il fallait que ma fureur se passât, rien n'était capable de m'arrêter. Aussi malgré le coup de feu que je venais de recevoir et la pluie qui tombait à verse, me fallut-il aller au cimetière d'Ivry à travers champs. Étant arrivé dans ce cimetière, accablé de fatigue, je cherchai inutilement à déterrer un mort ; je fus obligé de retourner à la caserne où j'arrivai à 3 heures du matin, dans un état déplorable. Le deuxième coup de feu que j'essuyai au Montparnasse ne m'atteignit pas. Il m'eût été très facile de briser ou d'emporter les machines dressées contre moi, puisqu'il m'est arrivé plusieurs fois d'en désarmer, mais jamais cette pensée ne m'est venue, ces machines ne me causaient aucune terreur. Il m'est arrivé plusieurs fois de rencontrer des chiens, ils n'ont jamais cherché à me faire du mal.

« Le 15 mars 1849, étant sorti du Luxembourg à 10 heures du soir, pour aller à un rendez-vous qui m'avait été donné, mon malheur voulut que je passasse près du cimetière Montparnasse ; je fus poussé à y entrer comme à l'habitude et c'est en escaladant la clôture que je fus blessé ; je crois que si cette fois la machine m'eût manqué, je ne serais retourné de ma vie dans un cimetière ; *cependant je n'en suis pas certain...* »

La machine du cimetière avait fait une explosion terrible. Bertrand reçut vingt-huit projectiles dont vingt-trois atteignirent les vêtements, cinq pénétrèrent dans son corps, trois à la hanche droite et deux aux jambes. Malgré la gravité de ses blessures, Bertrand put prendre assez lestement la fuite pour n'être pas aperçu par les gardiens.

Il parvint jusqu'à l'hôpital militaire du Val-de-Grâce où il se fit admettre dans le service de Baudens Il faillit avoir des accidents de tétanos. Comme de graves accusations pesaient sur lui, il passa dans le service des consignés où il reçut les soins de Marchal de Calvi.

(1) Les dépositions qui eurent lieu au Conseil de guerre fixent la date de cette soirée à la nuit du 3 au 4 décembre 1848.

Marchal de Calvi sut capter la confiance de son malade. Il obtint de lui cette confession écrite que nous mettons si largement à contribution dans cet exposé. Il est regrettable que l'éminent chirurgien du Val de-Grâce n'ait pas été dans cette circonstance un précurseur de nos psychiâtres modernes et n'ait pas pris une véritable « observation mentale » du sujet qu'il avait la rare fortune d'étudier.

Quoi qu'il en soit, Bertrand passa en Conseil de guerre le 10 juillet 1849, devant le deuxième Conseil, présidé par le colonel Mausselon du 24° léger. De la lecture des débats (rapportés par Pierre Zaccone, *Histoire des bagnes*) se dégage nettement la physionomie et l'allure de cet homme que le public appelait avec horreur le Vampire.

L'accusé est d'une taille ordinaire, le front découvert, ses cheveux sont blonds et ses yeux d'un bleu clair ; il porte de petites moustaches bien soignées. Il est très pâle, et paraît être en proie à une souffrance intérieure qu'il essaie de dissimuler Il paraît intelligent, plein de bonhomie et de douceur ; il parle avec calme et sang-froid. Il est à peine remis de ses blessures : ses béquilles sont posées à côté de lui sur le banc des prévenus.

Il était sergent à la 3° compagnie du 2° bataillon du 74° de ligne, caserné au Luxembourg. Ses fonctions de secrétaire du trésorier lui permettaient de ne pas répondre aux appels et de s'absenter sans autorisation. Sa conduite au régiment était très régulière, il passait pour un bon sous-officier.

On lit l'acte d'accusation. A l'interrogatoire, Bertrand répond en avouant les faits qui lui sont reprochés, mais en passant sous silence les actes de perversion sexuelle. Il répond posément, d'une façon que l'on sent préparée.

Voici, comme exemple, la fin de l'interrogatoire.

Le Président. — Il est bien extraordinaire que vous cherchiez toujours à assouvir votre passion sur les morts et jamais sur les êtres vivants ?

Bertrand. — C'est une maladie chez moi. Depuis que je suis à l'hôpital, je n'en ai pas eu d'atteinte, mais je ne sais si je serai complètement guéri quand je sortirai de cette affaire.

Le P. — Un témoin a dit dans l'instruction que le cadavre d'une jeune fille avait été *mâchonné*. Est-ce que vous attaquiez les cadavres avec les dents?

B. — Non, Monsieur le Président. Je n'ai jamais fait usage de mes dents. Le témoin a voulu dire que les corps déchirés par le couteau mal affilé ou par mon sabre laissaient dans les deux parties séparées des déchirures incorrectes qui faisaient comme si les rats avaient mordu ces parties.

Le P. — Lorsque vous ouvriez ces cadavres, ne plongiez-vous pas les mains dans l'intérieur.

B. (Toujours avec impassibilité et sur le ton le plus calme). — Oui, colonel, j'y mettais les mains pour en arracher les entrailles et souvent j'allais jusqu'aux régions supérieures d'où j'arrachais le foie. (Mouvement d'horreur dans l'auditoire.)

Le P. — Mais de semblables actes devaient vous faire horreur à vous-même? Est-ce que vous n'éprouviez pas un sentiment qui vous fît comprendre toute l'énormité odieuse de vos actes?

B. — Oui, certainement, et plus que tout autre j'éprouvais ce sentiment, mais je ne pouvais m'empêcher de recommencer au péril de ma vie. Ainsi je savais que la machine existait pour m'atteindre et me donner la mort, je n'en ai pas moins franchi le mur. Une autre fois la machine a raté. J'aurais pu la prendre et l'emporter, mais je me suis contenté de la démantibuler d'un coup de pied. Je suis entré dans le cimetière où j'ai déterré plusieurs cadavres; c'était un soir qu'il faisait une nuit profonde, le temps était horrible. Il pleuvait et tonnait très fort. En sortant du cimetière de Montparnasse, je me suis rendu au cimetière d'Ivry où j'ai commis les mêmes actes et je suis rentré au Luxembourg vers 3 ou 4 heures du matin.

Le P. — Est-ce que jamais vous ne vous êtes demandé à quoi servait cette destruction de cadavres déjà anéantis?

B. — Quand ma maladie se déclarait, j'éprouvais, sans m'en rendre compte, ce besoin de détruire.

Le P. — Et cette maladie vous prenait-elle souvent?

B. — *Environ tous les quinze jours; elle s'annonçait par des maux de tête.*

Le P. — Éprouviez-vous les mêmes désirs en voyant des animaux morts ?

B. — Non, mon colonel, je n'éprouvais rien.

Le P. — Depuis que vous êtes à l'hôpital, ayez-vous éprouvé ces affreux désirs.

B. — Non, mon colonel, et je suis sûr maintenant d'en être complètement guéri. J'avais vu des cadavres froidement... sans trembler... Je n'avais vu mourir personne. Depuis que je suis à l'hôpital... plusieurs de mes camarades sont morts près de moi. Ah ! je suis guéri, car aujourd'hui, j'ai peur d'un mort. (Vive et profonde sensation.)

Marchal, de Calvi, fit la plus longue et la plus intéressante déposition. Il lut un extrait de la pièce publiée *in extenso* après sa mort, par Tardieu (1). Cet extrait ne mentionnait pas les actes de dépravation sexuelle dont l'accusé s'était rendu coupable. Marchal y fit allusion en termes voilés dans la suite de sa déposition. Il nia les faits de nécrophagie soupçonnés par le professeur Pajot. Enfin il esquissa en quelques phrases la discussion médico-légale de ce cas avec l'évidente intention de mettre hors de cause la responsabilité de Bertrand.

Le professeur Pajot soutint ensuite que certains lambeaux de cadavres avaient été mâchonnés avec les dents.

Après l'audition de quelques autres témoins, notamment des gardiens de cimetières, le réquisitoire du capitaine Hennezel et les plaidoiries de Mes Robert Duménil et Cartelier, défenseurs, le Conseil de guerre rendit son verdict.

En application de l'article 360 du code pénal, le sergent Bertrand fut condamné à un an de prison, maximum de la peine.

A la lecture de l'arrêt, Bertrand resta impassible, un léger sourire seul effleura ses lèvres.

Que devint ensuite cet homme ?

Il déclara au Dr Lunier que, grièvement blessé, il ne pourrait rentrer dans l'armée en qualité de simple soldat comme il en

(1) TARDIEU : *Des attentats aux mœurs*, 1878.

avait le droit, sa condamnation purgée, et qu'il partirait à l'étranger.

Il accomplit sa peine à la prison de Belle-Isle-en-mer. Puis?... Voilà ce qu'il serait extrêmement intéressant de savoir. La guérison fut-elle complète? Bertrand ne présenta-t-il jamais par la suite de troubles mentaux graves?

Quelques indications sur son caractère. Je les reproduis textuellement d'après sa confession :

« Dans ma jeunesse, je me plaisais à contrarier tout le monde, il fallait peu de chose pour m'irriter; mais ma colère était tout de suite passée; je ne me suis battu, je crois, que deux ou trois fois, j'avais toujours peur de faire du mal à mon adversaire.

« Étant arrivé au régiment, mon habitude de me moquer des autres et de les contrarier en tout m'attira deux affaires sur les bras. J'allai sur le terrain bien résolu de me battre et quand j'ai pris une résolution, il est bien difficile de m'empêcher de la mettre à exécution ; cependant les témoins firent si bien que le duel n'eut pas lieu. Il en fut de même à la deuxième fois. Arrivé sur le terrain, je n'avais plus ni colère, ni haine, je me serais battu froidement, mais pour le point d'honneur seulement, et sans chercher à faire trop de mal à mon ennemi. Maintenant encore, comme dans ma jeunesse, je m'emporte et je m'enflamme outre mesure en discutant, je veux toujours avoir gagné.

« Depuis que je suis à l'hôpital, j'ai eu plusieurs disputes; quand on me poussait à bout, oubliant mon mal, je sautais vivement à bas de mon lit, et je crois que si la force ne m'eût manqué, j'aurais frappé.

« *J'ai toujours aimé les femmes à la folie*, je n'ai jamais permis à qui que ce fût de les insulter en ma présence. Dans tous les endroits où j'ai été, j'ai toujours eu pour maîtresses des femmes jeunes et aimables *que je savais contenter* et qui m'étaient très attachées, puisque plusieurs d'entre elles, quoique de familles assez bien, voulurent quitter leurs parents pour me suivre. Jamais je ne pus m'adresser à une femme mariée.

« Les propos pouvant alarmer la pudeur me déplurent toujours, et toutes les fois que dans une société dont je faisais partie une conversation de ce genre s'engageait, je faisais tout mon possible pour la changer. Ayant été élevé très religieusement, j'ai toujours défendu et aimé la religion, mais sans fanatisme.

« Dans toutes les villes où j'ai été en garnison, les bourgeois que je fréquentais habituellement m'ont toujours vu partir avec peine. Au régiment, j'étais aimé de mes inférieurs à cause de ma douceur et estimé de mes supérieurs et de mes égaux pour ma franchise et ma manière d'agir.

« J'ai toujours aimé l'agitation et le changement ; je ne pouvais rester tranquille ; les revues, les prises d'armes, les promenades militaires et les manœuvres, qui déplaisent tant aux autres militaires, faisaient mon bonheur, parce que j'y trouvais le moyen d'exercer mon activité.

« Avant ma maladie, j'avais une force musculaire assez considérable, surtout beaucoup d'agilité ; cette dernière se développait encore dans mes moments de monomanie. Jamais je n'ai su ce que c'était que de reculer devant le danger. Aussi, j'ai échappé bien des fois comme par miracle à une mort certaine.

« *J'ai toujours aimé la destruction ;* étant jeune, mes parents ne voulaient rien m'acheter parce que je brisais tout. Dans un âgs plus avancé, je n'ai jamais pu conserver un objet tel qu'un couteau ou un canif plus de quinze jours sans le briser ; ainsi, il m'arrive quelquefois d'acheter une pipe le matin et de la casser le soir ou le lendemain. Étant au régiment, il m'est arrivé, quand j'étais un peu pris de boisson, de détruire en rentrant dans une chambrée tous les objets qui me tombaient sous la main.

« Je n'ai jamais aimé l'argent et je ne conçois pas même qu'un individu puisse l'aimer, aussi je n'ai jamais pu ramasser un centime ; au contraire, j'ai toujours eu des dettes ; c'est ce qui est la cause de la colère de mes parents contre moi. Quand j'avais de l'argent, ce qui m'arrivait fréquemment, il était autant à mes amis qu'à moi.

« Dès mon enfance on remarqua en moi une grande tristesse ; mais, elle ne s'emparait de mon âme qu'à certains moments du jour, quelquefois même à plusieurs jours de distance ; à part cela, j'étais très gai. Je n'ai jamais été malade. »

Le sergent Bertrand commit en somme de nombreux actes de nécrosadisme. Plus tard, ils se compliquèrent de nécrophilie. Mais, s'il faut en croire Lunier, d'après les déclarations que lui fit Bertrand lui-même, ces actes de nécrophilie auraient été rares. Il ne s'en serait produit que trois, au dire de cet auteur.

On discuta beaucoup, en 1849, sur la prédominance de la « monomanie destructive et de la monomanie érotique » comme l'on disait alors avec la terminologie et les idées d'Esquirol. Je reproduis la lettre très explicite par laquelle Bertrand lui-même vint contredire, à l'appui des théories de Marchal de Calvi, les assertions de Michéa, formulées dans son étude parue dans l'*Union médicale* du 17 juillet 1849.

« L'*Union médicale* est dans l'erreur quand elle dit que je n'ai déterré qu'un seul cadavre d'homme. Ce cadavre, dit le journal, était celui de M. Desroches, âgé de quarante-deux ans. Il se trompe encore sur ce point ; car, dans la nuit du 6 au 7 novembre, au lieu de celle du 5 au 6, je n'ai déterré qu'un seul cadavre, celui de Mᵐᵉ Desroches, jeune femme noyée et dont le corps était très bien conservé. Cette femme n'avait pas plus de vingt-cinq à vingt-six ans ; ce qui prouve que le Dʳ Pajot n'a pas pris des notes bien exactes ; car dans son rapport, il lui donne aussi quarante ans.

« Il est certain aussi que j'ai déterré plus de cadavres d'hommes que de femmes au cimetière de Montparnasse. Je ne sais pourquoi le directeur de ce cimetière n'a pas jugé à propos de remplir les mêmes formalités pour les exhumations d'hommes que pour celles des femmes. Mais si les employés de ce lieu sont de bonne foi, ils diront qu'ils ont trouvé, toutes les fois qu'ils ont fait une descente au cimetière, de six à dix corps d'hommes déterrés dont quatre mutilés.

« Le premier avait reçu plusieurs coups d'un levier qui se trouvait là par hasard. Le deuxième avait reçu un coup de couteau dans le ventre et était resté sur une pièce de bois placée pour maintenir les terres de la fosse. Le troisième, qui était un noyé et dont le corps était tout noir, avait le ventre fendu. Le quatrième, enfin, avait la poitrine traversée de part en part d'un coup de sabre.

« D'ailleurs, je dois d'autant plus être cru sur ce point, qu'il ne fait rien du tout à la chose et que j'avoue franchement que mon but en déterrant tant de corps était d'en trouver un de femme. Si j'ai mutilé un cadavre d'homme, la rage seule de ne pouvoir en trouver un de femme m'y a poussé. Car, comme je l'ai déjà dit, au lieu d'éprouver de la satisfaction, j'éprouvais une grande répugnance. Quant à la monomanie érotique, je soutiens qu'elle n'a pas précédé la monomanie destructive et que le besoin de violer avant de mutiler s'est fait sentir en moi pour la première fois à Douai comme je l'ai dit ailleurs. Or, avant cette époque, j'ai mutilé huit ou dix cadavres de femmes tant à Bléré qu'au cimetière de l'Est sans penser à me livrer sur ces femmes à des actes impudiques. Je faisais à cette époque comme j'avais fait avant sur des corps d'animaux : c'est-à-dire que je mutilais toujours les corps aussitôt déterrés et que ce n'était qu'après cet acte accompli que je me masturbais en contemplant les débris des cadavres. Du cimetière de Douai jusqu'au jour de mon arrestation, le contraire arriva, ce fut la monomanie érotique qui précéda la monomanie destructive.

« Mais cette dernière était au moins aussi forte en moi que la première, car j'éprouvais autant, je puis même dire plus de plaisir en mutilant le cadavre après l'avoir violé, qu'en me livrant sur lui à toute sorte de profanations. Oui! la monomanie destructive a toujours été plus forte en moi que la monomanie érotique, c'est incontestable; et je crois que je ne me serais jamais exposé pour violer un cadavre, si je n'eusse pu le détruire après. Donc la destruction l'emporte sur l'érotique, quoi qu'on en dise, et personne n'est capable de prouver le contraire; je sais mieux, il me semble, ce qui se passait en moi que qui que ce soit. La mutilation des corps n'avait donc pas pour but, comme quelques personnes ont voulu le dire, de cacher ma passion et les excès auxquels je me livrais : le désir de mutiler était plus impérieux chez moi que celui de violer.

« Soyez persuadé, Monsieur le docteur, que tout ce que je vous ai dit est l'exacte vérité. Ce serait bien mal reconnaître ce que vous avez eu la bonté de faire pour moi qui vous suis étranger que de vous induire en erreur; jamais cette lâche pensée ne m'est venue à l'esprit. Aussi, sans vous occuper de ce que pourront dire M. Michéa et d'autres médecins, vous pouvez maintenir votre opinion. Personne, je le répète, ne sait mieux que moi ce qui s'est passé, et je vous l'ai dit sans réserve; j'aurais mieux aimé ne rien vous avouer que de vous dire des choses fausses. »

Les conclusions psychiâtriques qui découlent de l'étude détaillée de cette curieuse affaire ont été remarquablement posées par Lunier dès 1849 et reprises par Morel en 1857.

Depuis, Lombroso a voulu voir dans Bertrand un épileptique (*l'Homme criminel*, t. II). Je ne puis me rallier à cette opinion, bien que les stigmates épileptiques n'aient pas été recherchés, et qu'il s'agisse nettement d'impulsion dans le cas qui nous occupe. Le souvenir persistant des faits après disparition de la crise vient à l'encontre de l'opinion soutenue par l'anthropologiste italien.

J'adopterai les vues de Lunier, affermies par les découvertes modernes en pathologie mentale.

Le sergent Bertrand était atteint de cette forme très spéciale d'aliénation décrite sous le nom de *folie périodique*.

Krafft-Ebing, dans sa *Médecine légale des aliénés* (1),

(1) Krafft-Ebing : *Médecine légale des aliénés*, traduction française de Brémond. Paris-Toulouse, 1900.

donne comme caractères généraux de la folie périodique les signes suivants :

1° Concordance typique des accès au point de vue des prodromes, même des symptômes, dans leurs détails et leur durée. Les exceptions consistent seulement en ce que :

α) La psychose périodique n'apparaît que lorsqu'il y a déjà eu des récidives répétées, mais non concordantes d'une psychose ;

β) Dans le cours des années (probablement sous l'influence de modifications cérébrales secondaires), la psychose se modifie dans sa forme clinique...

γ) La durée des accès est modifiée par des influences externes et internes ; les accès prennent une allure d'autant plus grave et plus longue que les intervalles qui les séparent sont plus longs ; avec le temps ils s'allongent et deviennent moins intenses.

2° La personnalité pendant l'accès est complètement changée au point de vue mimique et psychique ;

3° Il existe des troubles somatiques spéciaux, névrotiques, qui se répètent d'une façon psychique dans chaque accès, l'annoncent comme une aura et l'accompagnent ensuite ;

4° Les intervalles lucides ne sont pas francs, mais sont, au contraire, remplis par des phénomènes qui se rattachent à la dégénérescence, plus particulièrement aux névroses constitutionnelles (neurasthénie, hystérie, etc.), par des modifications cérébrales secondaires dans le sens de l'irritabilité, de la faiblesse psychique, prodromes d'un accès qui s'approche ou qui s'arrête, ou suites d'un accès qui vient de passer ;

5° Le retour des accès se produit à des intervalles

d'une durée à peu près constante (semaines ou années), autant, d'ailleurs, qu'il n'intervient aucune condition favorable ou nuisible qui puisse la modifier ;

6° Il s'agit de phénomènes localisés, surtout dans le domaine affectif, avec de simples perturbations dans la forme des représentations, du moins en ce qui concerne les formes mélancolique et maniaque. Les délires et les hallucinations peuvent faire complètement défaut. Pour cette raison, les phénomènes prennent souvent, à cause de leur origine dégénérative, l'allure de la folie raisonnante, allure analogue à celle de la folie morale et de la folie impulsive ;

7° La durée moyenne des accès est plus courte que celle des maladies qui, portant le même nom, ne sont pas de nature périodique ;

8° La durée d'incubation est très courte, les stades prodromiques mélancoliques manquent d'habitude chez les jeunes maniaques. L'accès atteint rapidement le stade d'acmé, la décroissance de l'accès est également rapide.

Krafft-Ebing distingue une forme particulière de la folie périodique avec impulsions pathologiques dont il donne la définition suivante :

Cette forme est fréquente et importante. Il s'agit ici d'impulsions d'origine organique, demandant impérieusement leur satisfaction, absolument étrangères à la vie normale de l'individu et qui ne représentent pas des symptômes accidentels, épisodiques, mais le fond même de la maladie. Ces impulsions reviennent périodiquement avec tous les signes de la folie périodique, quelquefois même les actes impulsifs prennent un caractère de perversion instinctive. Le point de départ organique semble être représenté par un état général de névrose, revenant en s'exacerbant d'une façon périodique (neurasthénie).

Je crois superflu de prendre un à un les symptômes des accès de nécrosadisme, compliqué de nécrophilie que présentait Bertrand pour montrer combien ils cadrent en tout point avec le schéma de la folie périodique donné par Krafft-Ebing.

En somme Bertrand fut un vampire comme certains sont buveurs : chez les uns, cela se nomme dipsomanie ; chez lui, c'est nécrosadisme et nécrophilie.

OBSERVATION XV

Jacob : *Curiosités de l'Histoire de France* (Procès célèbres), 1858.

Gilles de Rays, qui vit encore dans la tradition populaire sous le nom de Barbe-Bleue, tua environ *huit cents enfants*, avec des raffinements de cruauté et de luxure épouvantables. Ce que nous savons de ses forfaits nous est révélé par le procès qui lui fut fait au mois d'octobre 1440. Ce haut et puissant seigneur, chambellan et maréchal de France, fut pendu sur aveu de ses complices et sur sa propre confession.

Il commit surtout des actes de sadisme et le meurtre sadique. Il avoua en effet qu'il était « plus content de jouir des tortures, des larmes et de l'effroi et du sang que de tout autre plaisir ». Il pratiquait cependant aussi des actes de nécrophilie : ainsi, dans certains cas, après avoir coupé la tête des enfants, *habebat habitionem eorum*. Gilles de Rays et ses complices se livrèrent également au nécrosadisme. Les enfants étaient mis en pièces, les viscères arrachés. Puis on les brûlait. Ces mutilations avaient pour raison non seulement le plaisir sexuel, mais des entreprises de magie à laquelle le maréchal était très adonné, et le plaisir de conserver « comme reliques » des restes de cadavres. Ainsi plusieurs têtes furent salées et enfermées dans des sacs.

OBSERVATION XVI

M. MAUDSLEY : *Le crime et la folie*, Paris, 1876, p. 153.

X... était clerc d'avoué à Alton (Hampshire) ; par une belle après-midi, s'étant allé promener hors de la ville, il rencontra quelques enfants en train de jouer sur le bord de la route. Il s'approcha d'eux et, ayant persuadé une petite fille de huit à neuf ans de l'accompagner dans une houblonnière voisine, il congédia les autres et s'en débarrassa en leur donnant quelques sous. Quelques instants après, on le rencontrait s'en retournant paisiblement chez lui ; chemin faisant, il se lava les mains dans la rivière puis, étant rentré à l'étude, il se mit au travail.

Cependant la petite fille ne reparut plus ; des recherches furent faites dans la houblonnière et on retrouva, disséminées çà et là, les diverses parties de son corps coupé en morceaux : un pied ici, une main là, et ainsi du reste. Les soupçons se portèrent sur le clerc qui fut immédiatement arrêté. On trouva dans son pupître un journal de ses actions soigneusement tenu, et, à la dernière feuille, cette mention d'une encre encore fraîche : « Tué une petite fille aujourd'hui ; c'était bon et chaud. » Il avait tué l'enfant et coupé son corps en morceaux sans autre motif que de satisfaire une envie irrésistible qui s'était emparée soudain de son esprit.

Ni son langage, ni sa conduite, après l'arrestation, ne fournirent le moindre indice de folie ; et rien non plus, immédiatement avant le crime, ne dénotait en lui quoi que ce soit d'étrange. Pourtant, il résulte des débats, où il n'y eut du reste qu'un semblant de défense, qu'un proche parent, affecté de manie homicide, était enfermé et que son père lui-même avait eu une attaque de manie aiguë. De plus, des témoins indépendants attestèrent que le meurtrier lui aussi n'était pas comme tout le monde, qu'on le voyait souvent pleurer sans cause, qu'il avait manifesté dans sa conduite de singuliers caprices, et qu'il avait même fallu une fois le veiller pour l'empêcher de se tuer. Le jury le déclara coupable ; il fut condamné à mort et, l'heure venue, on le pendit.

Cette observation n'appartient que par hypothèse au nécrosadisme. Elle mérite d'être citée comme un bel exemple de folie impulsive.

OBSERVATION XVII

Lombroso : *Pazzi ed anomali*, p. 143.

G. Diaz de Garayo naquit à Eguillas (Espagne) de parents honnêtes. Mais l'un, adonné au vin, mourut d'apoplexie, l'autre était un nerveux grave et s'enivrait. Ils eurent neuf enfants qui s'employèrent les uns à l'agriculture, les autres au service domestique.

Diaz à quatorze ans commença à travailler comme berger, charbonnier, cultivateur. Sa conduite était irréprochable.

En 1850, il entre comme ouvrier chez une veuve qui, le trouvant honnête et actif, l'épouse. Cela dura jusqu'à la fin de 1863, c'est-à-dire treize ans : au bout de ce temps, la femme mourut. L'accord fut parfait. Diaz de Garayo était toujours très honnête. Ils eurent cinq enfants dont trois survécurent. Diaz se remaria avec une méchante femme, si bien que les enfants quittèrent la maison et que les deux plus jeunes devinrent des vagabonds. En 1870, cette femme mourut ; peu de temps après Diaz se remaria avec une nommée A. L..., femme pire encore que l'autre : elle s'enivra jusqu'à sa mort qui eut lieu en 1876. Un mois après, Garayo se remaria avec une veuve qui bientôt après entrait en procès avec lui.

Garayo, qui jusqu'en 1870 avait mené une vie très honnête, commence alors une série de forfaits qui resteront ignorés, grâce à son existence laborieuse, jusqu'en 1880.

En mars 1870, il rencontre une femme de mauvaise vie âgée de quarante ans. Il lui offre comme prix de ses faveurs trois réaux ; elle trouve que c'est trop peu et demande un réal de plus. Ils ne s'accordent pas, une dispute en résulte. Il jette la femme à terre, l'étrangle, la précipite dans l'eau qui avait à peine un mètre cinquante de haut, la repêche, la viole, l'étend sur le dos, la contemple quelque temps, après avoir défait les vêtements, puis s'en va et reprend tranquillement ses occupations.

Un an plus tard, le même mois (12 mars 1871), il trouve une pauvre vieille, lui propose de coucher avec elle. Celle-ci dit qu'elle n'a pas encore mangé. Il lui donne un réal qui avait été fixé comme prix. Elle va dans une auberge, mange, puis il la rejoint. Enfin, ils se disputent sur le prix de la prostitution ; alors il l'étrangle, la viole, lui emplit la bouche de terre et part au travail tranquillement comme la première fois.

En août 1872, une fillette de treize ans, robuste, passe près de lui ; sans dire une parole, il la prend par le bras, la porte loin de la route pour empêcher qu'on ne l'entende, l'étrangle, la viole, puis la précipite dans un canal voisin.

Le même mois, le 23, il trouve une fillette de mauvaise conduite qui va le long de la route, lui offre encore une rémunération qu'elle trouve trop petite ; il étrangle la jeune fille. La croyant morte, il se met à la contempler ; elle fait un mouvement, il lui enfonce une petite fourche dans la poitrine, jette sa victime dans l'eau, puis revient à la ville où il dort jusqu'au lendemain.

Le public épouvanté disait qu'il y avait certainement un sorcier (*sacamantecas*) qui tuait les femmes pour en faire un onguent magique.

En août 1873, il tente d'étrangler une autre prostituée qui pousse des cris et s'enfuit. En juin 1874, nouvel attentat sur une mendiante, vieille et infirme, à laquelle il pose, à l'improviste, la main sur le cou ; mais elle s'échappe, le croyant ivre.

Il se tient tranquille jusqu'en 1878. En novembre, il attaque dans sa maison une vieille meunière, tente de l'étrangler. Elle se défend, il s'enfuit, est arrêté et condamné à deux mois de prison. En prison, il se montre indifférent et réservé.

Cinq mois après, en août 1879, pendant qu'il donne l'aumône à une pauvre vieille, il la frappe à la tête. Elle s'enfuit, et pour la faire taire, il lui promet une somme d'argent.

En septembre, il trouve une jeune femme de vingt-cinq ans, grande et robuste ; il l'accompagne en causant sur la route, puis à l'improviste l'assaille, la serre au cou en lui tenant les mains et en lui offrant de l'argent si elle voulait se donner à lui. Elle refuse, il tire un couteau, la frappe à la poitrine et continue de nouveau à la frapper après l'avoir violée, puis prend dans le panier qu'elle portait de l'eau-de-vie, en goûte un peu, cache le reste ; il s'assied sur un arbre peu éloigné et se met à fumer, puis il va boire dans une auberge et dort toute la nuit d'un bon sommeil.

Deux jours après, il rencontre une paysanne de cinquante-deux ans qui porte sur la tête une corbeille de pain ; il pleuvait, ils se réfugient sous un arbre ; il lui manifeste ses désirs, et il se voit acerbement repoussé. Il l'étrangle. La pauvre femme respirait encore ; avec le même couteau, il la frappe à la poitrine et au ventre, arrache avec les mains les intestins et un rein qu'il jette à côté dans le panier. Puis il se lave les mains et prend dans le panier le pain qu'il contenait. Il dort à nouveau toute la nuit sous un pont, jette à l'eau le couteau et ne rentre chez lui que pour changer de vêtements. Il part travailler ; une petite fille remarque probablement son visage extrêmement animé et s'écrie :

« Quelle figure ! on dirait le Satamantecas ! »

La police a les relations du fait par un facteur qui a vu Garayo en conversation avec l'avant-dernière morte. Elle se souvient de l'attaque de la mendiante, fait une perquisition et arrête Garayo. D'abord il se tait, puis il avoue tout.

C'était un type vulgaire, d'un tempérament sanguin, de taille moyenne, le front bas et court présentant dans le haut une profonde cicatrice, les yeux enfoncés dans l'orbite, les narines larges, épaissies à leur extrémité, la tête haute et étroite au sommet, avec une base large, l'occiput aplati, avec un développement du pariétal droit exagéré par rapport au gauche, énorme mandibule et de fortes épaules. Sobre et sain d'esprit les trois premiers quarts de sa vie, il n'avait eu qu'une hydrocèle et de la spermatorrhée. Il n'était pas extraordinairement adonné aux plaisirs vénériens et n'a jamais répété plus d'une fois l'acte sexuel avec ses victimes. Il déclare qu'il avait, il y a déjà quelque temps, une éjaculation rien qu'à la vue des cadavres, et qu'il sentait une rumeur dans la tête, du vertige et des saignements de nez lorsqu'il se disputait avec les femmes. Il fut prouvé qu'il était très habile dans son métier, bon époux et bon père pendant les treize ans de son premier mariage, que, depuis, il avait changé de sentiments et de caractère, perdu l'affection pour ses enfants et qu'il n'avait plus pensé à ramasser quelque argent que pour manger et boire. En prison, il montre une intelligence ouverte. N'ayant pu obtenir de rasoir, par exemple, il y supplée avec des allumettes. Il apprend à lire en un mois. Avec sa fille, il se montre frappé de ses reproches et déclare que la faute n'est pas sienne, mais est imputable aux femmes, qui lui ont fait perdre la tête.

Il ne montre ni remords ni honte. Sa plus grande préoccupation est de manger; aussi, se montre-t-il intéressé aux visiteurs, avec lesquels il parle s'ils lui donnent de l'argent ou des aliments : il confesse les plus petits détails de ses crimes. Il se tait si les visiteurs sont peu généreux.

Le jour qui précède son exécution, il demande qu'on lui envoie de la viande en sauce. Il la mange toute avec un appétit extraordinaire, engloutissant de plus une livre de pain. Il n'a aucune émotion quand il voit conduire à la mort un compagnon d'emprisonnement.

Il montre beaucoup de mémoire. Après la lecture d'un livre sur la crainte de Dieu, il dit que s'il avait pu comprendre cela, à la place des discours inutiles, il ne serait point en prison. Il se rappelle un sépulcre antique découvert il y a cinquante ans.

Dix experts, parmi lesquels Ramon Apraiz, voulurent prouver que Garayo n'était pas aliéné. Ils fondaient la parfaite logique de ses actes sur ses antécédents héréditaires, sur le fait qu'il n'était pas satyriasique, parce qu'il n'avait jamais pratiqué plus d'une fois le coït des cadavres, et sur ce qu'un mono-maniaque n'aurait jamais mis tant d'intervalle entre un crime et l'autre. Cette dernière raison est très subtile, mais moins bonne que lorsqu'il s'agit d'épilepsie larvée qui est exactement intermittente. Ils déclarèrent « que Diaz de Garayo avait agi avec un plein libre arbitre et une véritable liberté morale ! » (Où va-t-on chercher la liberté !)

Deux seuls aliénistes, Esquerdo de Carabonquel et Sanchez Toledo, eurent le courage d'objecter que cet homme était un faible d'esprit, qu'il avait commis ses crimes en état de folie partielle ; j'avais déjà (Lombroso) dans l'*Homme criminel* et dans *Amore nei Pazzi* pu constater combien fréquentes sont dans l'imbécillité morale (qui n'exclut ni la préméditation, ni les embûches, ni une extraordinaire adresse) la nécrophilie, la tendance à jouir sexuellement des agonisants, des cadavres. Il se substitue même au coït l'action de frapper, de dilacérer les cadavres, qui provoque, comme me l'avoue Verzeni, une véritable jouissance sexuelle : il y a là un crime complètement en rapport avec l'aliénation mentale comme c'était le cas proba-blement de Menescloud et de Zastrow (voir *Amore nei Pazzi*) ; j'en trouve la preuve non pas tant dans l'hérédité que dans la conformation défectueuse du crâne, dans le contraste imprévu avec la vie antérieure, très honnête et très sobre pendant quarante ans, enfin dans la cause bien prouvée des chagrins, c'est-à-dire la mort de la première femme et l'intempérance de la seconde, de la troisième et de la quatrième.

Nous trouvons en outre une preuve dans les vertiges et les épistaxis qui suivaient ses luttes, et dans les anomalies géni-tales qui produisent fréquemment des hallucinations et des actes maniaques instinctifs d'origine réflexe. Qu'on se rappelle la manie masturbatoire, la manie hystérique, la manie mens-truelle de Krafft-Ebing. Joignons à cela la disproportion entre la cause et le crime ; après ces quatre mariages, étant donné son état sénile, il aurait déjà dû avoir un frein ; d'autant plus que

presque toujours il s'attaquait à des prostituées, s'il eût commis
sur elles un viol, il n'aurait pas couru un grand péril, et certainement le péril eût été moindre qu'à la suite de l'assassinat,
ce qui montre qu'il n'y avait pas de correspondance logique
entre le crime et son mobile.

Joignons encore a cela que bien des fois, il s'adressa à des
vieilles et à des infirmes qui ne pouvaient, sinon d'une façon
anormale, éveiller en lui de si violents désirs ; et qu'il tuait
une femme quand ces désirs étaient tellement peu excités qu'il
ne pouvait les satisfaire. Notons, de plus, presque dans tous
ses crimes une période de l'année constante, comme dans les
meurtres de Verzeni. En mars, on en trouve deux, en juin
et en août cinq et deux en septembre, avec une seule excep-
tion pour novembre. Mais par-dessus tout, il faut mettre en
ligne de compte la parfaite apathie morale, qui le rendit, lui,
auparavant homme très honnête, presque indifférent devant des
crimes si énormes, et enfin l'indifférence pour la condamnation et la peine, indifférence certainement plus grande que celle
qu'on peut observer chez les criminels vulgaires.

Il faut remarquer, enfin, cette voracité excessive qui est même
un signe d'aliénation plus grave. Et pourtant, il fut condamné,
et, comme nous le disions, l'opinion presque unanime des
experts y contribua ! A l'ignorance excusable des juges, nous
devons joindre celle de experts, bien plus répréhensible.

OBSERVATION XVIII

Drs E BENOIT et A. CARLE : *Archives d'anthropologie criminelle*, 1886,
tome I, p. 144.

L... tue sa sœur, la viole probablement et la mutile de la
façon suivante : il taille dans l'abdomen un large lambeau
triangulaire dont le sommet correspond à l'appendice xiphoïde,
la base aux arcades pubiennes, il arrache les organes génitaux.

Il est condamné, en 1884, par la Cour d'assises de la Drôme.
Les experts ont déclaré que cette mutilation devait être desti-

née à faire disparaître les organes génitaux et par là même les traces de viol ; la nature, la situation des mutilations montrent cependant clairement le crime nécrosadique.

OBSERVATION XIX

LACASSAGNE : *Jack l'Eventreur et le crime sadique*, 1899.

Jack l'Eventreur (the Ripper) est un personnage inconnu. Malgré le long laps de temps sur lequel se sont échelonnés ses forfaits, la police londonienne n'a jamais réussi à mettre la main sur ce célèbre criminel.

Le premier cadavre mutilé fut trouvé à Withechapel le 1er décembre 1887, le second fut trouvé le 7 août 1888 dans le même quartier ; il était frappé de trente-neuf coups de couteau.

Le 31 août de la même année, on découvrait un autre cadavre de femme horriblement mutilé. Le 8 septembre, on trouvait un quatrième corps portant des mutilations semblables; le 30 septembre, un cinquième ; le 9 novembre un sixième.

Le 1er juin 1889 on retirait de la Tamise des débris humains dilacérés par la même main ; le 17 juillet, un cadavre encore chaud, tailladé, était trouvé, pendant la nuit, dans une ruelle de Withechapel. Enfin le 10 septembre de la même année, des débris humains prouvaient un onzième crime du même individu. Ce fut le dernier qu'on put signaler.

Le meurtrier devait tuer ses victimes par surprise, car on ne trouve pas de traces de lutte. Il coupait la gorge de façon à recevoir le moins de sang possible, puis il mutilait le cadavre avec un couteau très affilé, et toujours après la mort de la victime. Il sectionnait l'abdomen, manipulait probablement les intestins, arrachait les viscères, tailladait la face. Il semblait avoir assez d'expérience dans ces dépeçages, peut-être à cause du nombre très grand de ses crimes. Dans quelques cas, il emportait les organes sexuels. Ces meurtres furent tous accomplis avec rapidité et grand sang-froid, puisque certains furent découverts quelques minutes après leur perpétration sans qu'on ait pu retrouver le meurtrier.

Mac Donald croit même que Jack cherchait une certaine publicité dans ses forfaits, parce qu'il avait une fois placé les intestins d'une des victimes sur l'épaule ; qu'une autre fois, il avait coupé les seins de sa victime et les avait mis sur une table. Le même auteur pense qu'il n'y a pas d'aliénation mentale chez l'auteur de ces mutilations de cadavre, « car il aurait fait des aveux depuis. L'aliéné en effet n'est pas seulement fier de ses crimes, mais il est bien plus honnête que le criminel et finit généralement par se confesser. Le fait qu'il a aussi évité pendant si longtemps d'être découvert ne plaide pas en faveur de la folie. »

OBSERVATION XX

LACASSAGNE : *Vacher l'éventreur et les crimes sadiques.* — Lyon-Paris, 1899.

Je résume ici brièvement le travail très documenté de mon maître M. le professeur Lacassagne.

Joseph Vacher est né à Beaufort (Isère), le 16 novembre 1869.

Il est issu d'une famille honorable et très nombreuse, ne présentant aucune tare nerveuse. Enfant, il était sournois et méchant. A l'école, il fut renvoyé pour des actes immoraux sur ses camarades. Peu après, il tenta d'accomplir sur un enfant un acte hors nature. Au régiment, il devint sergent, mais il fit un séjour à l'infirmerie pour troubles mentaux, puis dut être réformé et envoyé dans une asile d'aliénés. Cette réforme et cet internement eurent pour cause une tentative d'assassinat sur une jeune fille qui refusait de l'épouser. Il avait tenté de se suicider. Il sortit bientôt guéri de l'asile.

Il partit comme chemineau, à pied, à travers la France, et c'est alors qu'il commit une série de crimes, du mois de mai 1894 au moi d'août 1894.

1° Le 19 mai 1894, il tue à Beaurepaire (Isère) une ouvrière de vingt et un ans, Eugénie Delhomme. Il égorge après avoir étranglé sa victime, ensuite il la viole. Il ne fait qu'ébaucher une mutilation

2° Le 20 novembre 1894. à Vidauban (Var), il égorgeait la fille d'un fermier, Louise Marcel, âgée de seize ans, pratiquait le coït sodomique et mutilait le cadavre en coupant les seins et en éventrant le corps de sept coups de couteau.

3° Le 12 mai 1895, au Bois-du-Chêne (Côte-d'Or), il égorge Adèle Mortureux, journalière, âgée de dix-sept ans. Le viol est douteux. Les seins sont mutilés. Vacher vole les souliers et les boucles d'oreilles de sa victime.

4° Le 24 août 1895, à Saint-Ours (Savoie), Vacher égorge chez elle la veuve Morand, âgée de cinquante-huit ans et pratique probablement le coït anal.

5° Le 1er septembre 1895, à Bénonces (Ain), il égorge un berger, Victor Portalier, âgé de seize ans ; il doit y avoir coït anal. Il dépèce les organes génitaux et ouvre largement l'abdomen. Vacher prétend avoir mordu les testicules, cela paraît faux.

6° Le 23 septembre 1895, à Truinas (Drôme), Aline Alaise, âgée de seize ans, a la gorge coupée. Il n'y a pas de viol, la mutilation est peu considérable, Vacher ayant dû être dérangé pendant son crime.

Le 29 septembre 1895, à Saint-Étienne-de-Boulogne (Ardèche), Vacher égorge Pierre Massot-Pellet, berger, âgé de quatorze ans, le souille sodiquement et l'éventre.

8° Le 10 septembre 1896, à Busset (Allier), Marie Moussier, bergère, dix-neuf ans, est égorgée, peut-être violée, le nez est mordu.

9° Le 1er octobre 1896, à Saint-Honorat (Haute-Loire), Vacher coupe la gorge de Rosine Rodier, bergère, âgée de quatorze ans. Il éventre le cadavre et mutile les parties génitales. On ne sait pas s'il y a eu viol.

10° En mai 1897, à Tassin-la-Demi-Lune (Rhône), Vacher assaille Claudius Beaupied, un jeune vagabond de quatorze ans. On n'a retrouvé que les ossements du cadavre. Il est probable que l'assassin le profana comme les autres.

11° Le 18 juin 1897, à Courzieu (Rhône), Vacher égorge sa dernière victime, Pierre Laurent, berger, âgé de treize ans, mutile le scrotum et pratique le coït anal.

Le 4 août 1897, Vacher fut arrêté dans l'arrondissement de

Tournon, à raison d'une agression significative commise sur une femme.

La série des crimes de Vacher n'est pas entièrement connue. En rapprochant de son passage en différents endroits les meurtres d'aspect semblable aux siens, on retrouve près d'une *vingtaine* de crimes ou tentatives qui pourraient être attribués à ce misérable.

NÉCROSADISME ET LITTÉRATURE

Il faut, je crois, considérer comme étant du domaine de la littérature (une bien médiocre littérature du reste) l'histoire de vampirisme narrée au tome III des mémoires de M. Claude, le policier du second empire. Cet auteur raconte que dans les premières années du règne de Napoléon, il fut chargé de capturer un homme qui s'introduisait dans le cimetière *Montmartre*, pour exhumer, mutiler et souiller des cadavres de femmes. Le policier aurait découvert un jeune militaire qui profitait de la maison d'un de ses oncles, fossoyeur à ce cimetière, pour pénétrer dans la nécropole et commettre ses profanations.

On voit combien cela ressemble à l'histoire de Bertrand. Morel cependant, qui savait fort bien que les profanations de Bertrand avaient eu lieu dans le cimetière Montparnasse, écrit en 1857 (1): « On se rappelle peut-être encore l'émotion que produisirent il y a peu d'années des actes de ce genre accomplis par un militaire dans le cimetière *Montmartre*. »

Y aurait-il eu quelque émule de Bertrand ?

(1) Morel, *Gazette Médicale de Médecine et de Chirurgie*, 1857, p. 123.

CHAPITRE VI

L'anthropophagie est restée dans le domaine de l'histoire et de l'anthropologie sans guère entrer dans celui de la médecine légale. Browne lui-même, qui a colligé dans le *Journal of mental science* de janvier 1875 bon nombre de faits intéressants de cannibalisme exercé sur des cadavres, avoue qu'il n'est pas prêt à entrer dans une généralisation philosophique de matériaux aussi variés et hétérogènes. Il applique au cannibalisme des cadavres le terme de *necrophagism*, mais n'entrevoit de perversion sexuelle en aucun cas.

Aussi, les faits que j'ai nommés de nécrophagie, c'est-à-dire dictés par la perversion sexuelle sont-ils difficiles à dégager d'observations confuses.

Le cannibalisme religieux est encore fréquent. Sir Spencer Saint-John, dans son ouvrage sur Haïti, a donné de curieux aperçus sur le culte du Vaudoux. On y voit que les scènes de cannibalisme se combinent à des scènes de débauche. Ce qui se passe à Haïti se passe encore en Afrique et dans les îles du Pacifique. Nous savons, et le

Dr Pierre Gannouchkine, de Moscou, vient de le résumer
fort habilement dans le numéro de novembre et décembre 1901 des *Annales médico-psychologiques*, quels liens
étroits rattachent cruauté, religion et volupté. La nécrophagie se retrouve donc probablement dans le cannibalisme religieux.

Les superstitions également nous offrent des exemples
de cannibalisme. Calmeil, dans son ouvrage sur la folie,
s'étend longuement sur la lycanthropie, fréquente au
XVIe siècle. Certains hommes se croyant commués en bêtes
féroces, en loups-garous, égorgeaient des enfants pour les
dévorer ensuite. Aucun document ne nous permet mal-
heureusement de retrouver là des traces de perversion
sexuelle.

L'aliénation mentale mène au cannibalisme. Casper (1)
nous cite le cas d'un idiot qui mangeait un enfant pour
prendre des forces, semblable en cela à certains guerriers
barbares qui dans l'antiquité mangeaient le foie de leur
ennemi, organe qu'ils pensaient être le siège du courage.

Browne raconte : « Je fus très frappé, lorsque je fré-
quentai les asiles de Paris comme étudiant, du nombre
de femmes anémiques et hypocondriaques qui en venaient
à me faire la confession lamentable d'avoir mangé de la
chair humaine, dévoré des corps, et d'être des vampires, etc. » Browne ne fut-il point trop crédule ?

Aétius, médecin byzantin du ve siècle, parle dans son
Tetrabiblos d'hommes qui rôdaient ainsi que des loups
autour des cimetières pour déterrer des cadavres.

Forestus (Peter van Foreest), médecin hollandais du

---

(1) *Caspers Vierteljahrschrift*, VIII, p. 163.

xvie siècle, parle également d'un paysan qui la nuit déterrait les cadavres et les mangeait (1).

N'ayant pu me reporter aux textes j'ignore s'il y a rien de sexuel à ce propos.

Je donne trois observations que l'on trouve citées dans les traités. Dans la première, le nécrophage n'a pas mangé de cadavre, mais il avoua l'impulsion qu'il ressentait.

Quelques auteurs citent le cas de cannibalisme de Tirsch, d'après Krafft-Ebing dans sa *Psychopathia sexualis*. Je crois qu'il doit être imputé plutôt à la férocité qu'à la perversion sexuelle.

En somme, Browne a toujours raison de dire : « Le nécrophagisme en général se trouve dans tant de formes d'aliénation que cela rend difficile d'en définir l'origine ou de débrouiller les sentiments et les idées auxquels il s'associe. »

OBSERVATION XXI

Feuerbach : *Ahtenmœsigen Darstellung merkwürdzer Verbrechen.*

Andréas Bichel tuait les femmes après les avoir violées et les mutilait. Il déclarait à propos d'une de ses victimes en décrivant son dépeçage : « Je puis dire qu'en ouvrant la poitrine, j'étais tellement excité que je tressaillais et que j'aurais voulu trancher un morceau de chair pour le manger. »

OBSERVATION XXII

Grorget : *Examen médical des procès criminels
des nommés Léger, etc., 1825.*

Léger, vigneron, vingt-quatre ans, quitte la maison de ses parents pour aller chercher une place. Il erre dans les bois

(1) *Observationum et curationum medicinalium.* libri XVIII, Francfort, 1602-1606.

pendant huit jours, pris d'un désir insensé de manger de la chair humaine. Il rencontre une petite fille de douze ans, la viole, lui déchire les organes génitaux, lui arrache le cœur, le mange et boit son sang, puis enterre le cadavre.

Arrêté peu après, il fait tranquillement l'aveu de son crime, est condamné et exécuté.

L'autopsie fut faite par Esquirol. Il trouva des adhérences entre la pie-mère et les couches corticales du cerveau.

OBSERVATION XXIII

Lombroso : *Verzeni e Agnoletti* Rome, 1873.
Pasquale Penta : *I pervertimenti sessuali nell' uomo e Vincenzo Verzeni, strangolatore di donne*, 1893,

Vincenzo Verzeni est né à Bottanuco (Italie) en 1849. Il eut une hérédité nerveuse très chargée. Lui-même n'apprit jamais à lire et parla toujours le patois de son pays. Contrairement à ce qu'affirme Lombroso, il donna toute sa vie d'indéniables signes de faiblesse mentale. Masturbateur précoce, il éprouva un plaisir sexuel très grand à tuer des volailles dans sa basse-cour. Il ne connut jamais le coït normal, bien qu'au moment de son arrestation, il eût deux maîtresses qu'il se contentait de regarder. Il s'aperçut une fois qu'il avait un extrême plaisir et une éjaculation en serrant une femme au cou. Mais dans la suite, l'éjaculation fut plus lente et il dut serrer les femmes au cou jusqu'à les étrangler. Pour prolonger le plaisir, il mutila ses victimes, leur suça le sang et détacha même des lambeaux pour les manger.

Pendant qu'il commettait le crime, il sentait ses forces augmentées, était presque inconscient, ne voyait rien, ne songeait à rien. Il éprouvait de véritables accès : un flot de sang lui montait à la tête, ses tempes battaient, il était le jouet d'impulsions qui le jetaient sur n'importe quelle femme, laide ou jolie, jeune ou vieille.

Il fut arrêté en 1872 pour les crimes suivants :

1° Tentative d'étranglement sur sa cousine Marianne âgée de douze ans ;

2° Tentative du même ordre sur la femme Aruffi, vingt-sept ans ;

3° Même tentative sur Mme Gala ;

4° Meurtre et mutilation de Jeanne Motta. Les viscères et les parties génitales sont arrachées du corps, les cuisses lacérées, un mollet détaché. Le cadavre est nu ;

5° Meurtre et mutilation de Mme Frizeni, vingt-huit ans. Éventration ;

6° Tentative d'étranglement sur sa cousine, Maria Prévitali, âgée de dix-neuf ans.

Verzeni fut déclaré responsable et condamné aux travaux forcés à perpétuité.

P. Penta, qui a longuement examiné ce criminel nécrosadique et nécrophage au bagne de San Stefano, affirme et prouve sa débilité mentale, corroborée par des signes physiques très nets de dégénérescence. Comme Ardisson, il est à remarquer que Verzeni se trouve très bien en prison : ces deux vampires offrent de nombreux points communs. Mais outre sa faiblesse mentale, Verzeni a eu des impulsions, ce qui le place à côté de Bertrand dont il réitéra les mutilations nécrosadiques.

CHAPITRE VII

CONSIDÉRATIONS PSYCHIATRIQUES SUR LE VAMPIRISME D'ORIGINE GÉNITALE

—

1° Formes.

Les perversions sexuelles sont soumises à la loi de tous les phénomènes morbides; n'étant que des exagérations ou des diminutions de phénomènes physiologiques, elles procèdent par degrés et, si, artificiellement, nous pouvons tracer des cadres nosologiques dans lesquelles elles entrent, il n'en est pas moins que nous trouvons, entre les formes normales et les formes les plus anormales, une série continue de faits intermédiaires.

Il en est ainsi pour la nécrophilie. Il existe par exemple une nécrophilie sans cadavre; le nécrophile de cette espèce s'imagine cohabiter avec un cadavre et vient au secours de son imagination en employant un décor funéraire. Les faits de cette nature appartiennent aux annales du vice et ne sont point du domaine des tribunaux ou de la consultation médicale. Aussi faut-il s'en tenir à des documents d'une authenticité extrêmement douteuse.

C'est sous les plus extrêmes réserves que je donne les deux citations qui suivent :

Il est raconté dans un ouvrage satirique (1) qu'un personnage féminin très célèbre à notre époque n'éprouvait d'excitation sexuelle qu'en pratiquant le coït dans un cercueil au milieu d'un appareil funéraire.

Léo Taxil (2), dans son ouvrage sur la prostitution contemporaine raconte qu'un prélat avait coutume de faire disposer dans une maison publique une chambre mortuaire. Là, il assouvissait ses désirs sur une prostituée maquillée de blanc et gardant l'immobilité d'un cadavre. Ce même homme était de mœurs tellement dissolues qu'il se fit condamner pour viol à huit années de réclusion. On trouva, paraît-il, dans les perquisitions opérées à son domicile toute une collection de cheveux de femmes soigneusement étiquetés.

Tout à fait authentique, par contre, est l'observation de M. le professeur Lacassagne :

Un personnage éminent, auquel sa haute honorabilité et son grand savoir permettaient des confidences aux médecins, avoua que la vue d'un catafalque, du drap noir sur un cercueil provoquait chez lui une érection. Il fut obligé de ne pas assister aux obsèques de son père, qu'il aurait cru profaner.

Et combien d'exemples trouverions-nous si beaucoup de gens avaient l'occasion ou le courage de l'aveu ?

Mais tout cela peut être placé à côté de la nécrophilie. C'est plutôt du fétichisme funéraire.

---

(1) *Sarah Barnum*, par Marie COLOMBIER.
(2) Léo TAXIL : *La prostitution contemporaine.*

Nous entrons dans la nécrophilie véritable par les pervertis que Thoinot (1) a nommés les *Nécrophiles platoniques*.

« Il se produisit à la morgue de Paris, dit cet auteur, il y a quelques années, une série de faits scandaleux bien vite réprimés et dont une surveillance attentive bien dirigée empêcha le retour. Un certain nombre d'individus furent surpris, à diverses reprises, à se masturber devant la vitrine où les cadavres sont exposés. »

Un pas de plus, et nous arrivons à la profanation directe du cadavre :

Un homme voit un corps privé de vie. Pour des raisons diverses que nous analyserons ultérieurement, il pratique sur lui le coït ou toute autre manœuvre génitale (acte sodomique, succion mammaire ou clitoridienne). voilà le nécrophile.

Le cadavre peut se trouver à portée de son violateur, qui profite de l'occasion. Ainsi firent les nécrophiles qui profanèrent la morte qu'ils avaient charge de garder (obs. III et VII), celui qui réalisa un stupide pari de pratiquer le coït sur un cadavre d'amphithéâtre (obs. VI), etc...

Mais il arrive que le nécrophile cherche des corps de femmes. L'un soudoie les gardes (obs. IV); l'autre s'introduit, malgré son peu d'intelligence dans la salle des morts par ruse (obs. V); les autres enfin, grâce aux facilités que leur donnait leur métier de fossoyeur, vont jusqu'à déterrer (obs. VIII, Henri Blot; obs. X, Ardisson) des cadavres.

(1) THOINOT : *Attentats aux mœurs et perversions du sens génital.* Paris, 1898.

Bien que les observations ne soient pas très probantes, il est à croire que certains meurtres de femmes suivis de manœuvres impudiques furent commis par des nécrophiles que leur passion poussait à polluer des cadavres plutôt que des femmes vivantes. Si toutefois il est difficile de dépister la nécrophilie *d'intention* dans de semblables crimes, il existe une nécrophilie *d'occasion*.

Lorsque la vue seule du cadavre ne suffit pas à porter à son maximum l'éréthisme sexuel, qu'il faut encore la mutilation, nous nous trouvons en présence du *nécrosadisme*.

De même que le nécrophile, le nécrosadique peut profiter des cadavres qu'il trouve à sa portée. Je n'ai pas d'observation confirmative, mais je ferai remarquer que Bertrand, avant de mutiler des corps humains, mutilait des cadavres d'animaux certainement trouvés par lui au hasard.

Bertrand seul du reste nous montre le nécrosadique se procurant des cadavres par exhumation.

Beaucoup plus fréquent est le cas du dépeçage après meurtre. Il est facile de comprendre qu'il en doit être ainsi. Le nécrosadisme en effet n'est pas isolé, il se rattache étroitement au sadisme et au meurtre sadique. Le meurtre sadique, qui peut suivre les tortures du sadisme, peut être également suivi des dilacérations du nécrosadisme. En admettant même que le meurtre en soi n'ait rien de sadique, l'exacerbation de l'instinct de cruauté, la vue du sang, l'arme toute prête aux mains du criminel, sont autant d'amorces au nécrosadisme. Il n'y a, pour ainsi dire, qu'à continuer la mutilation commencée par le meurtre.

Le mutilateur peut se servir d'un instrument conton-
dant ou tranchant. Toutes les observations que j'ai
recueillies montrent l'emploi d'un instrument tranchant,
couteau, sabre ou rasoir. La presque identité des mutilations dans tous les cas est remarquable. La région génitale, celle qui intéresse le plus le nécrosadique, présente le
siège le plus fréquent des mutilations : vulve où organes
sexuels mâles, face antérieure des cuisses, hypogastre.
Les seins à ce point de vue comme à tant d'autres doivent
être considérés comme des organes génitaux. L'éventration vient en seconde ligne; le nécrosadique plonge la
main dans les cavités splanchniques, étreint les viscères,
les arrache, comme s'il pénétrait par là plus intimement
dans l'objet de sa passion. L'horrible odeur des intestins
semble exacerber la frénésie des nécrosadiques : Bertrand,
par exemple, se masturbait en serrant convulsivement les
entrailles de ses victimes.

La face, qui généralement est un des excitants géné-
siques principaux, est souvent dilacérée. Les membres ne
sont point épargnés : les amputations de Jack l'éventreur
en font foi.

Je renvoie d'ailleurs à la thèse de Saint-Vincent de
Parois pour plus de détails.

Comme le nécrophile, le nécrosadique préfère en général la femme. L'inversion sexuelle est cependant plus fréquente chez le nécrosadique. On voit beaucoup de
cadavres de jeunes garçons mutilés (Gilles de Rays,
Vacher).

Le mutilateur a recours, dans les cas d'extrême fureur,
à ses armes tranchantes naturelles qui sont les dents.
Ainsi commence la nécrophagie. On a accusé Bertrand

d'avoir mâchonné des cadavres. Malgré les assertions de Pajot, cela n'a point été confirmé. Par contre Vacher a parfois, à coup sûr, mordu ses victimes.

Lorsque le lambeau mordu est avalé, nous nous trouvons en présence de nécrophagie vraie. Nécrophages également sont ceux qui sucent le sang de leur victime. Le lambeau humain peut être détaché du corps avant d'être mangé. Enfin le nécrophage prépare quelquefois la chair à l'aide de la cuisson : je ne crois pas que cela soit vraiment du domaine de l'aberration sexuelle. En général l'éréthisme génital dure peu et la préparation de la chair par la cuisson est longue. Le cannibalisme dans ces cas reconnaît plutôt pour cause le désir de faire disparaître la victime (récente affaire de Marbourg) ou bien la férocité d'un aliéné (observation de Tirsch).

2° Causes.

I. Causes occasionnelles. — *Age*. — Le vampirisme est exercé par des adultes, en pleine puissance musculaire et génitale.

Sexe. — On conçoit qu'il n'y ait guère que des hommes pour de telles pratiques. On sait d'ailleurs qu'en dehors de ce que les étrangers nomment hypo et hypersexualité, c'est-à-dire la frigidité et la nymphomanie, surtout en dehors du saphisme, la perversion sexuelle est d'une extrême rareté chez la femme.

Profession. — La profession est de très grande importance en la matière. Les professions qui rendent rare la fréquentation de la femme sont prédisposantes. Ainsi les prêtres (obs. II et III), ainsi les chemineaux comme Vacher.

Mais ce sont les professions qui mettent les hommes en contact des cadavres qui fournissent surtout à la nécrophilie le plus fort contingent, d'autant que ces hommes, par le milieu social dans lequel ils vivent, auront moins de sensibilité. Nous voyons par exemple parmi les nécrophiles deux prêtres habitués à veiller les morts (obs. II et III) ; deux étudiants en médecine (obs. VI et IX) ; un embaumeur de cadavres (obs. I) ; deux fossoyeurs (obs. VII, Blot ; obs. X, Ardisson) ; un garçon d'amphithéâtre (obs. II).

Races, climats et saisons. — Ces divers points intéressants en anthropologie criminelle ne seront élucidés que lorsqu'on aura recueilli un nombre plus considérable d'observations. La statistique montre que le mois de mars semble présenter le plus de cas.

Hérédité. — Nous ne connaissons pas l'hérédité de plusieurs nécrophiles. La plupart du temps, elle est assez grave (Vincenzo Verzeni, Garayo, Ardisson, Blot...). D'autres fois la tare héréditaire est très légère (Bertrand) ou nulle (Vacher). Les parents sont des nerveux ou des buveurs.

Antécédents personnels. — Les lacunes des observations sont également très regrettables à ce sujet.

On ne trouve pas cependant de maladie grave qui puisse entrer en ligne comme facteur étiologique.

Par contre les stigmates nerveux ne font presque jamais défaut.

Alexandre Siméon eut des accès maniaques durant sa jeunesse : c'était un imbécile.

Nous ne savons les troubles mentaux que présenta l'étudiant dont parle Morel (obs. VI), mais il mourut aliéné.

Blot eut des crises d'épilepsie et des phénomènes d'absinthisme.

Ardisson fut de tout temps un débile mental.

Bertrand présenta dès l'enfance des accès de folie périodique.

Verzeni fut faible d'esprit.

Vacher dut être enfermé pour aliénation, et les experts ont conclu à une responsabilité atténuée.

État mental au moment des profanations. — L'état mental est anormal d'une façon passagère ou foncièrement anormal. Une circonstance particulière provoque d'ailleurs dans un cerveau mal équilibré un état complètement anormal.

Les troubles passagers du psychisme qui paraissent jusqu'à présent avoir donné lieu au vampirisme sexuel sont :

L'ivresse (Blot) ; l'amour passionnel (l'étudiant athénien) ; la vanité exagérée (pari de l'étudiant en médecine de Morel) ; la perversité (Vacher).

Les troubles permanents sont :

La faiblesse d'esprit (Alexandre Siméon, Ardisson, Verzeni) ; la folie périodique (Bertrand, Garayo) ; l'aliénation complète (Léger).

3° **Pathogénie**.

L'instinct pousse au coït, même avec des cadavres. Placez des animaux mâles en présence d'une femelle morte; ils tenteront fréquemment le coït; l'expérience est facile, il suffit de mettre un pigeon à côté d'une femelle morte, dans une cage.

Si donc les faits de nécrophilie ne sont pas plus fréquents, c'est qu'il intervient chez l'homme une puissance frénatrice. Supposez-la débordée. Supposez-la diminuée, la nécrophilie deviendra possible.

La nécessité absolue pourrait donc pousser l'homme à cohabiter avec des cadavres, comme elle le contraint au cannibalisme lorsque sa faim ne peut être assouvie autrement. Cependant, outre que la nécessité absolue est rare, puisque l'homme vit en société, il y a dans l'onanisme un grand dérivatif. D'ailleurs, l'homme peut être chaste, tandis qu'il ne peut se passer de manger. Pour toutes ces raisons, il faut faire des réserves sur les profanations de cadavres dues à la nécessité.

La puissance frénatrice est aussi débordée dans ces cas d'épilepsie psychique nommés les *impulsions*, Magnan et Legrain disent : *tout acte, consciemment accompli, mais qui n'a pu être inhibé par un effort de la volonté, est une impulsion*. Il faut ajouter à cette définition que la volonté du sujet est assez puissante pour inhiber d'autres actes de la vie courante. Ainsi Bertrand, sous l'influence d'impulsions manifestes, exhume, mutile et pollue des cadavres. Mais pour la plupart des actes de la vie ordinaire, c'est un homme pondéré.

Chez les faibles d'esprit au contraire, c'est le pouvoir d'inhibition qui défaille. Ce ne sont point, si je puis le le dire, des *paroxystiques*, ils ont des besoins comme nous tous, mais restent à la merci de ces besoins et ne savent point reculer devant une action quelconque pour les satisfaire.

Nous avons vu que la nécrophilie étant un instinct animal, elle peut se produire chez l'homme par nécessité, par impulsion, par débilité mentale. Ces divers facteurs s'associent fréquemment : la nécessité poussa le débile mental Ardisson à déterrer et à souiller des cadavres.

Dans la pathogénie du nécrosadisme intervient un autre facteur : à l'instinct génésique normal se substitue un équivalent d'instinct destructeur. Non seulement alors le nécrosadique ne peut résister au désir d'assouvir son besoin sur un cadavre, mais il l'assouvit avec aberration, ce qui double en quelque sorte la perversion.

Les auteurs ont trop bien étudié le sadisme pour que je tente de reprendre la question du passage de l'instinct générateur à l'instinct destructeur. Dans son essence, le nécrosadisme ne diffère point du sadisme.

Une pathogénie plus obscure, parce qu'elle n'a pas donné lieu à des travaux spéciaux, c'est celle de la nécrophagie.

Non seulement la faim et l'instinct sexuel sont analogues, ainsi que Magendie (1) l'avait vu et que Joanny Roux (2) l'a très heureusement prouvé, mais il existe entre eux un indéniable lien:

(1) Cité par Barbaste : *Homicide et anthropophagie*, 1856.
(2) Joanny Roux : *Psychologie de l'instinct sexuel*, 1899.

Ainsi les modifications de l'appareil génital (menstrues, grossesse) entraînent des modifications de l'appétit. La faim a des perversions connues (*pica*, *malacia*), semblables aux perversions sexuelles. Et mieux encore, ces perversions de la faim sont très souvent corrélatives à l'augmentation des désirs sexuels, et réciproquement.

Ainsi ce mangeur de chair pourrie dont parlent les *Archives de médecine* de 1825, qui déterra des cadavres pour en faire sa nourriture, avait, nous dit l'observation succincte que nous possédons, des penchants vénériens extrêmement développés.

D'un autre côté, voyons Alexandre Siméon, le nécrophile : Bédor insiste sur son appétit formidable, « il mangeait de la craie, du charbon, de la terre ». Voyons Garayo : « Sa plus grande préoccupation était de manger… la veille de son exécution il demande un grand plat de viande en sauce et le mange tout entier avec un extraordinaire appétit, consomme de plus une livre de pain. » Voyons Ardisson : au régiment son capitaine s'étonne de sa voracité ; à la maison d'arrêt de Draguignan, il lui faut le régime de trois détenus ; au Muy, il mangeait des chats, des rats. On lui donne un jour de la viande pourrie, il s'écrie : « Es boin, boin, serva mèn maï ! » ce qui signifie : « C'est bon, c'est bon, servez-m'en encore. »

Enfin que, dans les actes de nécrophagie, les morsures simples soient attribuables au sadisme, c'est possible, mais manger la chair des cadavres, c'est une perversion de la faim. Autre chose est mordre, autre chose est mâcher et avaler.

La nécrophagie n'est pas le seul cas de cannibalisme

sexuel. Garnier (1) a rapporté l'observation d'un homme que ses impulsions génitales obligeaient à manger de la peau de jeune fille vierge. Comme il n'avait jamais eu l'occasion de trouver la peau désirée, il se découpait aux bras des lambeaux de peau fine qu'il dévorait avec délices.

On voit donc que si, dans certains cas, l'instinct sexuel se dévie vers l'instinct destructif, dans d'autres, il se dévie vers la faim. Ces quelques remarques donneraient lieu à de plus longs développements qui n'entrent pas dans le cadre du sujet que je me suis tracé.

Quoi qu'il en soit, c'est la nécrophagie qui semble être le point extrême du vampirisme, qu'il soit sexuel ou non.

4° Classification.

On a tenté des classifications assez nombreuses des perversions sexuelles. Et l'on a donné à la nécrophilie une place diverse suivant les catégories adoptées.

Damhouder dans le Praxis disait déjà : *Postremo, cum libidinum species absolvere statueram, casu incidit in memoriam execrandus ille libidinis ardor, quo quidam feminam cognoscunt mortuam. Primo dubitabam ad quam libidinum speciem reducere potissimum conveniebat : sed, cum ad nullam superiorem proprie spectare debeat, aptissime ad* sodomitica *reducendum esse tandem statui.*

(1) GARNIER : Les pervertis et les invertis sexuels, in *Annales d'hygiène et de médecine légale*, 1895.

Damhouder faisait entrer la nécrophilie dans la sodomie. C'est là une proposition inacceptable de nos jours.

Parmi les classifications modernes, trois principales sont données par Chevalier dans son ouvrage sur l'inversion sexuelle. Celle de Magnan se base sur les actions réflexes, celle de Lacassagne sur la nature qualitative et quantitative des phénomènes sexuels, celle de Krafft-Ebing. sur leur localisation et leur origine anatomique.

Ces auteurs n'ont pas classé tous les faits de vampirisme sexuel. Magnan ne parle pas de la nécrophilie.

Lacassagne avec raison place la nécrophilie entre la pédérastie et la bestialité. Mais il ne s'occupe point du nécrosadisme.

Krafft-Ebing au contraire néglige la nécrophilie telle que je l'ai comprise pour ne voir sous ce terme que le nécrosadisme. Dans sa *Psychopathia sexualis* (1), il dit : « Au groupe horrible des assassins par volupté les nécrophiles font naturellement suite, car, chez ces derniers comme chez les premiers, une représentation qui en soi évoque l'horreur et fait frémir l'homme sain ou non dégénéré, est accompagnée de sensation de plaisir et devient ainsi une impulsion aux actes de nécrophilie. » Rien n'est plus vrai pour le nécrosadisme. C'est faux pour la nécrophilie : Ardisson s'imagina-t-il jamais accomplir un acte horrible en pratiquant le coït sur un cadavre ?

Thoinot (2) a vu le faible de cette explication. Se

(1) Krafft-Ebing : *Psychopathia sexualis*, traduction française, 1895, p. 93.

(2) Thoinot : *Les attentats aux mœurs et les perversions sexuelles*, 1898.

rappelant le fétichiste des enterrements signalés par Lacassagne, il voit, outre le sadisme, le fétichisme dans la nécrophilie. Il a raison. Mais la nécrophilie, comme la bestialité, existe par elle-même. Blot ne disait-il pas: « Chacun a ses passions ! Moi, le cadavre, c'est la mienne. »

Aussi vais-je chercher à faire entrer toutes les observations citées dans les cadres d'une classification toute symptomatique, sans m'attacher à la valeur non plus qu'à la localisation des phénomènes.

1° Les perversions peuvent d'abord porter sur l'être avec lequel s'accomplit l'acte sexuel.

On sait qu'un premier degré de perversion se retrouve dans le désir morbide de certaines qualités physiques ou morales de l'être qui éveille l'excitation génitale : on cite l'homme qui ne pouvait aimer que des femmes amputées, par exemple.

Le second degré est constitué par l'homo-sexualité. L'excitation naît à l'occasion d'un être du même sexe dans la pédérastie et le saphisme.

Je crois que le troisième degré est constitué par la nécrophilie. L'être humain mort constitue l'attrait vénérien.

Le quatrième degré est la bestialité.

2° Les perversions peuvent aussi porter sur la façon dont se pratique l'acte sexuel.

Les coïts anormaux, anal et buccal, etc., sont un premier degré de cette perversion.

Le second est constitué par des manœuvres suppléant

au coït, telle que la masturbation seule et à deux, l'action de contact simple que recherchent les individus appelés *frotteurs* ou *frôleurs* et enfin l'exhibitionisme.

Toutes ces formes peuvent se rencontrer dans le vampirisme sexuel, à part l'exhibition (le cadavre ne peut en effet *voir* l'exhibitionniste, et ce seul fait d'être *vu* produit la jouissance sexuelle). Vacher était sodomiste, Bertrand masturbateur, etc.

3° Les perversions portent sur des phénomènes psychiques accompagnant l'acte génésique.

Dans ce cas, l'imagination par exemple s'exalte aux dépens des autres phénomènes, et l'on obtient l'*érotomanie.*

Il existe une érotomanie nécrophilique. Browné, dans son étude du *Journal of mental science*, en 1875, entrevoit cet « amour exagéré des morts » comme prenant place dans la nécrophilie. Il cite le cas de la reine Juana qui conserva douze mois près d'elle le corps de son époux défunt et voulut qu'on lui rendît les honneurs royaux ; il cite le cas d'un propriétaire terrien d'Angleterre qui emporta le cadavre de sa femme dans tous ses voyages, jusqu'aux Indes, et il rappelle enfin ces étranges habitués des cimetières dont il observa dans les îles Western deux exemples curieux.

C'est l'humilité, le désir d'être tourmenté, douloureusement éprouvé, au physique (*flagellation*). au moral (*masochisme*).

C'est la cruauté qui prend une place prépondérante, le besoin de voir la douleur, il y a dès lors *sadisme, meurtre sadique.*

C'est l'instinct de destruction, abstraction faite de la douleur : il y a encore *sadisme, meurtre sadique, nécro-sadisme.*

C'est en dernier lieu la faim qui s'exacerbe simultané-ment à l'éréthisme génital, et l'on obtient la *nécrophagie,* ou, dans certains cas extrêmement rares, le désir de manger de la chair vivante.

4° Enfin les perversions peuvent porter sur des attributs de l'être avec lequel on pourrait accomplir un acte sexuel.

Le fétichisme forme cette dernière catégorie. Il est associé à l'être vivant ou mort, ou bien est azoophilique (Lacassagne). Nous trouvons ici à placer le cas de cet homme auquel les enterrements procuraient une érection : il existe donc aussi un fétichisme nécrophilique.

CHAPITRE VIII

On lisait dans la *Gazette médicale* de Nantes, à propos
de l'affaire Ardisson, les lignes qui suivent, bien étonnantes sous la plume d'un médecin :

« A qui fera-t-on croire qu'il faille expertiser un individu qui déterre les cadavres pour les déshonorer ?
L'expertise, c'est lui-même qui l'a faite. Pas n'est besoin
de chercher ses antécédents personnels ou héréditaires.
Ne vous acharnez pas à scruter la morbidité de ses cousins germains ou issus de germains. Nous ferions volontiers la même recommandation à nos confrères légistes en
d'autres circonstances. *Le crime lui-même est la preuve
de la folie en pareille occurrence !* »

Je renvoie mon confrère de Nantes aux réflexions par
lesquelles Lombroso termine son observation de G. Diaz
de Garayo, et surtout aux conclusions de Motet sur l'état
mental de Henri Blot, le précurseur d'Ardisson. Je le
renvoie également aux conclusions des experts dans
l'affaire Vacher. Qu'il dise ensuite si, voyant les diffé-

rentes opinions que les circonstances ont dictées aux médecins d'une indiscutable compétence, *le crime prouve la folie ?*

J'ai relevé cet entrefilet de la *Gazette médicale* de Nantes, parce qu'il vient en aide, involontairement je pense, à ces émules du président Troplong, qui niait l'opportunité des expertises médicales.

Plus encore que tous les autres crimes, le vampirisme confirme cette affirmation des Drs Lacassagne et Étienne Martin produite dans leur rapport au Congrès d'Amsterdam :

L'enquête médicale doit faire partie intégrante de tout dossier d'affaire criminelle, en particulier lorsqu'il se rapporte à des crimes ÉTRANGES *ou familiaux.*

Maschka, cité par Krafft-Ebing (1), avait déjà exigé que dans tous les cas de cette nature, on examinât l'état mental du sujet.

Cette nécessité de l'expertise étant posée, que doit faire le médecin qui se trouve en présence d'un cas de vampirisme ?

La loi française n'a prévu que les violations de sépulture et non de cadavres. Aux termes de l'article 360 du Code pénal :

Sera puni d'un emprisonnement de trois mois et de 16 francs à 200 francs d'amende quiconque se sera rendu coupable de violation de tombeaux ou de sépulture, sans préjudice des crimes ou délits qui se seraient joints à celui-ci.

Supposons un nécrophile impulsif qui, sorti de prison, reste toujours un impulsif et par là même un dangereux.

(1) KRAFFT-EBING : *Psychopathia sexualis* 1896.

Il est du devoir du médecin de suppléer à l'insuffisance de la loi par un internement dans une maison de santé. Diaz de Garayo, à sa sortie de prison, continua la série de ses méfaits avec une violence encore plus grande que par le passé.

Dans l'expertise, il faut se préoccuper en particulier de la débilité mentale, de l'impulsivité.

Le diagnostic de la responsabilité se base en première ligne sur ces états mentaux.

En seconde ligne alors viennent l'hérédité et les antécédents personnels.

En troisième ligne, les circonstances particulières au moment de l'attentat : ébriété, amour ardent, etc.

Enfin la profession du coupable, le milieu social dans lequel il a vécu sont à considérer.

C'est en somme l'examen d'un criminel aliéné que l'on doit pratiquer. Les grandes lignes de cet examen ont été indiquées dans le *Vade-mecum du médecin expert* du professeur Lacassagne (1). Je n'ai donc pas à les reprendre ici.

Comme traitement, il faut mettre le nécrophile hors d'état de recommencer ses profanations. Les faibles d'esprit seront soustraits simplement à leur milieu. On voit par exemple qu'Ardisson respecta le cimetière de Bonifacio.

Les impulsifs demandent une très grande surveillance. On se rappelle la gravité croissante des impulsions de

(1) Lacassagne : *Vade-mecum du médecin expert*, 2ᵉ édition, Paris-Lyon, 1901.

A. Épaulard.

7

Bertrand : il rêva de scènes sadiques, puis mutila des cadavres d'animaux, puis mit des chiens à mort pour les mutiler, puis s'en prit à des cadavres. N'aurait-il pas fini par tuer des femmes pour assouvir son exécrable passion ?

En tant que prophylaxie, les faits sont si peu nombreux qu'il n'y a point nécessité d'augmenter la surveillance des cadavres ou de rendre les lois plus rigoureuses. C'est une prophylaxie sociale qu'il faut entreprendre contre toutes les causes affaiblissant notre état psychique. Oui, la tâche de la société tout entière est de prendre les armes contre les causes de déchéance, contre les causes d'excitation telles que l'alcool et les liqueurs convulsivantes qui mènent à tous les crimes et à toutes les perversions, car, suivant l'aphorisme de l'École d'anthropologie criminelle de Lyon :

Les sociétés n'ont que les criminels qu'elles méritent.

Je me suis attaché, dans ce travail, à donner le plus d'observations typiques qu'il était en mon pouvoir de le faire.

Peut-être quelque jour la découverte de nouveaux cas permettra-t-elle une étude plus approfondie et des assertions reposant sur de plus fermes assises.

Je serais heureux d'avoir pu montrer qu'il existe nécrophilie, nécrosadisme et nécrophagie, et que l'on trouve d'étroites relations entre l'instinct sexuel et la faim.

CONCLUSIONS

1° On doit entendre par vampirisme toute profanation de cadavres, quel que soit son mode et quelle que soit son origine.

2° Il existe des profanations de cadavres qui ont pour but l'assouvissement de l'instinct sexuel. Elles se manifestent sous deux modes :

> A. — *La nécrophilie.*
> B. — *Le nécrosadisme.*

3° La nécrophilie est la profanation qui tend à toute union sexuelle avec le cadavre : coït normal ou sodomique, masturbation, etc.

4° Le nécrosadisme est la mutilation des cadavres destinée à provoquer un éréthisme génital. Le nécrosadisme diffère du sadisme en ce qu'il ne recherche pas la douleur, mais la simple destruction d'un corps humain. Le nécro sadisme aboutit parfois à des actes de cannibalisme qui peuvent prendre le nom de nécrophagie.

5° Il est à remarquer à ce propos le lien qui existe entre les perversions sexuelles et les perversions de la faim. Il y aurait intérêt à rechercher les relations qui existent entre la faim et l'instinct sexuel.

6° Nécrophilie, nécrosadisme suivent dans un grand nombre de cas le meurtre. Le diagnostic médico-légal du meurtre simple suivi de viol, du meurtre sadique, du dépeçage criminel simple avec le vampirisme d'origine sexuelle est fort délicat.

7° Nécrophiles et nécrosadiques sont la plupart du temps des dégénérés impulsifs ou débiles mentaux, ce que prouvent leur vie antérieure et leurs tares héréditaires. Ce sont en outre bien souvent des hommes auxquels un contact professionnel avec le cadavre a fait perdre toute répugnance (fossoyeurs, prêtres, étudiants en médecine).

8° L'expertise médico-légale s'impose dans tous les cas de vampirisme sexuel. La responsabilité du coupable peut de nulle, chez les aliénés par exemple, devenir très grande chez les individus qui ne possèdent que peu de stigmates de dégénérescence. Elle n'est jamais totale.

9° Les faits sont trop peu nombreux pour proposer des mesures préventives. Ils rappellent cependant que nous ne devons pas faiblir dans la lutte entreprise contre les causes primordiales de l'affaiblissement psychique dans notre société.

Vu :

LE PRÉSIDENT DE LA THÈSE,
LACASSAGNE.

Vu :

POUR LE DOYEN,
L'Assesseur :
LACASSAGNE

Vu et permis d'imprimer :

LE RECTEUR DE L'ACADÉMIE,
Président du Conseil de l'Université,
G. COMPAYRÉ.

INDEX BIBLIOGRAPHIQUE

BALL. — La folie érotique. Paris 1893.

BARBASTE. — De l'homicide et de l'anthropophagie. Paris, 1856.

BATAILLE. — Les causes criminelles et mondaines. Paris, 1886.

BÉDOR. — Rapport de Baillarger in *Bulletin de l'Académie de Médecine*, 1857.

BRIERRE DE BOISMONT. — *Gazette médicale*, 21 juillet 1849.

BROWNE. — *Journal of mental science*, janvier 1875.

CALMEIL. — De la folie, 2 vol., Paris, 1845.

CALMET. — Traité sur les apparitions des esprits et sur les vampires ou revenans de Hongrie, 2 vol., Paris, 1751.

CASTELNEAU. — *Gazette des Hôpitaux*, 14 juillet 1849.

CHARCOT et MAGNAN. — *Archives de Neurologie*, 1882.

CHEVALIER. — L'Inversion sexuelle, Paris-Lyon, 1893.

CLAUDE. — Mémoires de M. Claude, Paris, 1884.

COLLIN DE PLANCY. — Art. Vampire du Dictionnaire infernal, Paris 1860.

DAMHOUDER. — Praxis rerum criminalium, éditio princeps.

GANNOUCHKINE. — *Annales médico-psychologiques*, novembre-décembre 1901.

GEORGET. — Examen médical des crimes des nommés Léger, Feldtmann, etc., Paris, 1825.

HÉRODOTE. — Histoires, L. II, Paris, 1823.

JACOB. — Curiosités de l'Histoire de France : Causes célèbres, Paris, 1859.

KRAFFT-EBING. — Psychopathia sexualis. Traduction E. Laurent et S. Csapo, Paris, 1895.

—   Médecine légale des aliénés. Traduction Brémond, Paris-Toulouse, 1900.

LACASSAGNE. — Vacher l'éventreur et les crimes sadiques. Lyon, 1899.

Lacassagne. — Le Vade-mecum du médecin expert, 2ᵉ édition, Lyon, 1901.

Legrand du Saulle. — La folie devant les tribunaux, Paris, 1856.

Lombroso. — Verzeni e Agnoletti, Rome, 1873.

— Uomo delinquente, Rome, 1892.

— Pazzi ed anomali, Castello, 1886.

Lunier. — *Annales médico-psychologiques*, 1849.

Magnan et Legrain. — Les dégénérés, Paris, 1895.

Maudsley. — Le crime et la folie, Paris, 1875.

Max-Simon. — Crimes et délits dans la folie, Paris, 1886.

— Les maladies de l'esprit, Paris, 1886.

Meynert. — *Klinische Vorlesungen über Psychiatrie*, Vienne, 1890.

Montaigne. — Essais, L. III, tome III, Paris, an X.

Moreau de Tours. — Les aberrations du sens génésique, Paris, 1880.

Morel. — *Gazette hebdomadaire de Médecine et de Chirurgie*, 1857.

Penta. — I pervertimenti sessuali nell'uomo e Vincenzo Verzeni, Strangolatore di donne, Naples, 1893.

Rachilde. — La Tour d'Amour, Paris, 1901.

Roux. — Psychologie de l'instinct sexuel, Paris, 1900.

Spitzka. — *Journal of nervous and mental diseases*, décembre 1888.

Tardieu. — Des attentats aux mœurs, Paris, 1878.

Tarnowski. — The sexual instinct and its morbid manifestations, Paris, 1898.

Taxil. — La prostitution contemporaine (sans date.)

Thoinot. — Les attentats aux mœurs et les perversions du sens génital, Paris, 1898.

Tillier. — L'instinct sexuel chez l'homme et chez les animaux, Paris, 1889.

Vaudère (de la). Le mystère de Kama, Paris, 1901.

Saint-Vincent de Parois (de). — Le dépeçage criminel. Thèse de Lyon, 1902.

Zaccone. — Histoire des bagnes (sans date).

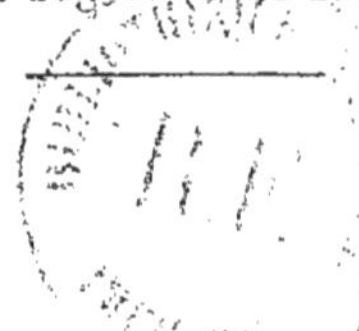

LYON

IMPRIMERIE A. STORCK & Cie

8, Rue de la Méditerranée

www.ingramcontent.com/pod-product-compliance
Ingram Content Group UK Ltd.
Pitfield, Milton Keynes, MK11 3LW, UK
UKHW021211220726
13924UKWH00003B/1458